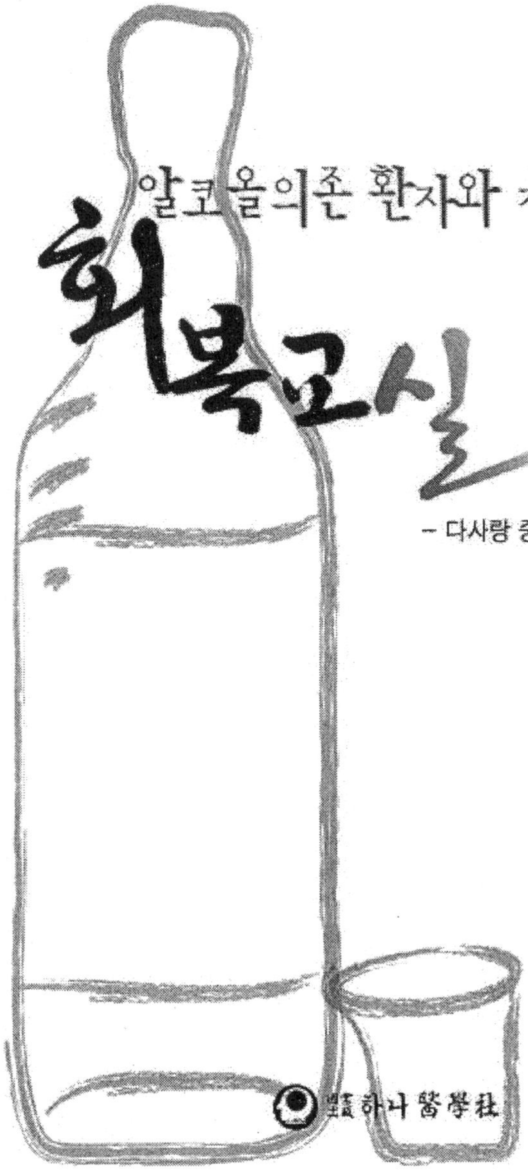

알코올의존 환자와 가족을 위한

회복교실

- 다사랑 중독 연구소 -

하나醫學社

집 필 진

강상범 다사랑병원장, 정신과전문의, 한국중독정신의학회 평생회원, 한국정신분석학회 정회원

김석산 다사랑중앙병원장, 정신과전문의, 의학박사

신재정 다사랑병원장, 정신과전문의, 한국중독정신의학회 이사, 조선대학교 의과대학 외래교수, 파랑새포럼 위원

심재종 다사랑중앙 · 한방병원장

이무형 다사랑중앙병원장, 정신과전문의, 한국중독정신의학회 정회원

이종섭 다사랑중앙병원장, 정신과전문의, 의학박사, 한국중독정신의학회장

이호영 다사랑중앙병원 교육원장, 정신과전문의

전용준 다사랑중앙병원장, 내과전문의, 의학박사

채숙희 을지대학교 중독재활복지학과 교수, 다사랑중앙병원 연구실장 역임, 심리학박사, 임상심리전문가

천덕희 다사랑중앙병원 상담실장, 임상사회사업박사과정, 정신보건 사회복지사 1급

한정수 다사랑중앙 · 한방병원장

황인복 다사랑병원장, 정신과전문의, 한국중독정신의학회 이사, 조선대학교 의과대학 외래교수

서 문

의학 모델로 알코올의존을 치료하는데 필수적인 부분이 교육이다. 우선 알코올이 심신에 미치는 영향을 과학적 지식으로 이해해야 하고 다음으로 알코올과 자신의 삶과의 관계를 세밀하게 알아보아야 한다. 나와 나의 가족과의 관계나 직장 또는 동료와의 관계에 과거 알코올이 끼친 영향을 이해하고 알코올의존 과정에서 나에게 참으로 귀중하고 값진 것들과는 점점 멀어지고 알코올에 빠져 자기 자신이 실종되어 심각한 인격변화가 일어나는 과정을 돌아보고 반성하면서 이해하고 깨달아야 한다.

오랜 세월동안 술을 중심으로 살다가 병원에 입원하여 단주로 회복의 길이 시작되면 하루하루 술 없이 사는 것이 쉽지 않다. 일상생활의 스트레스를 견디는 것을 위시하여 여러 가지 특수한 감정을 자극하는 상황들을 처리하는 것이 어려워진다. 이러한 상황들을 극복하는 데는 무엇보다도 문제의 인식과 이를 대처할 수 있는 지식과 기법을 배워야 한다. 그리고 어려울 때 힘이 되어주는 가족의 지지가 필수적이다. 가족의 지지는 알코올 사용장애를 둘러싼 여러 가지 문제를 이해하고 해결하는 방법들을 지식으로 알고 있어야 가능하다. 혼자서 그리고 아무 것도 모르면서 회복투쟁을 하는 것은 무모한 일이다. 그래서 가족들의 교육이 환자 회복에 크게 도움이 된다.

알코올 전문치료병원인 다사랑병원에서는 그동안 환자들을 위한 회복치료에 가족들을 참여시킨 결과 큰 성과를 거둔 귀중한 경험이 있다. 환자와 가족이 같이 배우는 경험이 얼마나 단주의 성공률을 높여주는지 그 소중함을 새삼 깨닫게 되었다. 그래서 이 교육을 위해 교재로 쓸 수 있는 정보들을 집약하여 책자로 만들어 사용하기로 결정하였다.

마침 의왕시에 있는 다사랑중앙한방병원이 설립 3주년을 기해 그동안 모아온 알코올과 관련된 증명된 자료들을 회복교실 교재로 출판하기로 하였다. 앞으로 환자와 가족 교육을 위해 이 교재를 사용하여 보다 많은 성과를 올려 보자는 것이 이 책자를 출간하는 첫째 목적이고 다음으로는 우리 병원에 입원하지 않더라도 알코올 문제를 가진 분이나 그 가족들이 이 병에 대해 알고 싶은 것이 있을 때 참고할 수 있게 이용 되었으면 하는 것이 또 다른 목적이다.

정보들을 정리하고 또 새롭게 집필해주신 여러 선생님께 그동안의 노고에 진심으로 감사의 말씀을 드린다.

2007년 9월

저자 일동

목 차

서문 / 3

제1장 알코올 의존이란? / 7

제2장 알코올로 인한 신체 질환 / 23

제3장 알코올로 인한 금단 증상 및 정신과적 장애 / 33

제4장 알코올로 인한 심리적 변화 / 45

제5장 알코올이 가족에게 미치는 영향 / 61

제6장 알코올의존의 치료 / 77

제7장 마른 주정에 대처하자 / 95

제8장 스트레스와 알코올 / 105

제9장 회복과정과 퇴원이후의 단주 생활 / 117

제10장 재발방지 전략 / 131

제11장 알코올 문제가 있는 여성을 위하여 / 151

제12장 노인과 알코올 / 165

제13장 알코올의존 회복 사례 / 195

제14장 환자에게 보내는 글 / 205

제15장 알코올의존 환자의 가족을 위한 글 / 217

제16장 한의학에서 보는 인체와 술 / 225

부 록 전국의 알라넌/알라틴 모임 / 231

제1장

알코올 의존이란?

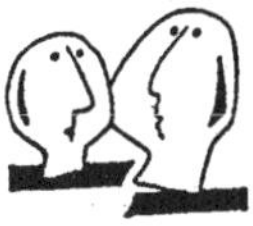

정의

"선생님 저는 알코올 중독이 아닙니다. 저는 술에 취하면 중독자처럼 난폭한 행동은 하지 않고, 다만 잠만 잡니다. 또 직장도 그런대로 유지하고 있으며 하루종일 술을 마시는 것도 아닙니다. 어째서 제가 중독자입니까?"라고 자신을 변호하는 환자들을 많이 만나게 된다. 이 부류의 환자들은 알코올 의존 현상을 알코올의존 말기환자의 경우를 가지고 예를 들면서 스스로를 항변한다. 또 필름끊김 상황에서 자신이 했던 행동이나 말을 기억하지 못하고, 직장이나 가정에서 술을 조심하라는 말을 흘려 들으면서 자신의 술 문제를 축소하려고 한다.

알코올 의존이란 "음주로 인하여 자신의 신체적, 정신적, 가정적, 경제적, 사회적 문제들이 악화됨을 알면서도 술을 끊거나 줄이지 못하는 경우를 말한다."

조금 더 풀어서 말한다면 다음과 같다.

"지속적인 과도한 음주로 인한 심리적, 신체적, 사회적, 영적 문제를 야기하는 질환이며, 만성적이고 진행성이며 치명적인 질병이다. 더불어 환자의 술문제로 인하여 가족기능의 손상과 가족 구성원 각자에게 영향을 미치는 가족병이다."

여기서 만성적이라는 말의 뜻은 사망할 때까지 그 사람을 괴롭히며 따라 다닌다는 의미이며, 진행성이란 서서히 악화되어가는 질병이라는 뜻이고 치명적이란 제대로 치료가 되지 않을 경우 여러 가지 원인으로 사망한다는 뜻이다.

생각해 봐야 할 점은 말기 알코올 의존자들도 처음에는 훌륭한 직장인, 가정에서의 훌륭한 구성원, 훌륭한 대인관계를 가지고 있었던 사람들이다. 자신도 모르는 사이에 알코올 의존이라는 늪 속에 서서히 빠져 들어가다가 어느덧 정신을 차려보니 말기환자가 되어 버리는 것이다. 아직까지 말기증상이 없다면, 죽음의 길로 가지 않으려거든 더 악화되기 전에 알코올 의존에 관한 전문적인 치료를 받아야 한다.

병소란 적을 때 도려내야 훨씬 힘 안 들이고 나을 수 있는

법이다.

일반사람들은 술을 끊지 못하는 사람들을 보고 "의지가 약해서 그런다" "본래부터 도덕적으로 부정적인 마음을 가지고 있기 때문이다" "결격사유를 가지고 있기 때문이다" 등 그 사람 자체가 무엇인가 안좋은 것이 있기 때문에 이런 병에 걸린다고 치부해 버리는 경우가 많다. 그런데 알코올 의존이란 단순히 마음만의 문제가 아니라 하나의 질병이라는 것을 명심하여야 한다. 질병이란 내가 앓고 싶어서 앓는것도 아니요, 내가 낫고 싶다고 해서 단지 마음의 힘만으로 나을수 있는것도 아니다. 그리고 질병이기 때문에 치료(회복)가 가능하다는 점을 명심하기 바란다.

외래에서 많은 환자들은 술이 나에게 안좋다는 것을 알고, 줄여 마셔야지 하는 생각을 해도 뜻대로 되지 않는다고 호소를 하는 경우가 많다.

그렇다면 왜 알면서도 끊지 못할까? 알코올 의존은 뇌의 질병이기 때문이다. 예를 들어 땅콩이나 말벌의 침독에 알레르기(뇌의 과민반응)가 있는 사람이 자신을 지키려면 땅콩과 벌독을 피해야 하듯이 의존자의 뇌는 알코올(술)이라는 물질에 과민반응을 일으켜 한 번 입에 술을 대게 되면 조절하지 못하는 질병에 걸려있기 때문에 자신을 건강하게 지키려면 술을 피해야 한다.

원인

다양하다. 원인이 한가지가 아니고 다양하기 때문에 그만큼 회복하는데 많은 에너지와 시간이 필요하다. 원인이 확실치 않고 복합적으로 영향을 주기 때문에 소위 말하는 특효약이 없는 것이다. 한 가지가 아닌 여러 가지 원인들을 밝히고 수선을 해줘야 건강한 모습으로 회복될 수 있다. 몇가지 원인을 살펴보자면

첫 번째로 심리적 요인이 있는데 너무 자신을 과도하게 벌을 주고 자학하는 경향이 있거나 구강기 고착상태에 있는 미성숙한 마음을 가지고 있는 사람들이 불안, 긴장, 정신적 고통 등을 완화하기 위해 알콜의존에 빠지게 된다는 이론이다.

두 번째로는 사회문화적 요인이 있는데 주지하다시피 우리나라는 전세계적으로 술과 관련해서 1위를 달리고 있다. 1인당 술소비량, 독한 술 소비량, 술로 인한 사건, 사고 비율, 2차, 3차 술집에 가기. 회오리주, 무슨 무슨주 등 여러 가지 술마시는 방법개발 등 헤아릴 수 없을 정도로 좋지 않은 술문화가 범

람되어 있다. 그리고 술에 관대한 경향도 알콜문제를 유발시키는데, 취한상태에서 행한 실수는 모두 용서해줘 버리는 경향이 당사자로 하여금 처음에는 미안함과 수치심이 있다가도 나중에 가서는 큰 책임질 일이 없는 것을 경험하면서 철면피와 같은 성격으로 변해간다.

세 번째로 유전적 요인이 있는데, 남의 집에 양아들로 들어가는 양자연구에 의하면 알코올의존인 친아버지의 아들에서 알코올의존이 될 확률이, 아닌 경우보다 4배 높다는 연구결과가 있으며, 쌍생아 연구에서는 한 쪽 쌍둥이가 알코올의존이 되었을 때 나머지 쌍둥이가 알코올 의존이 될 확률이 일란성 쌍생아에서는 54%, 이란성 쌍생아에서는 28%로써, 유전적으로 보다 일치률이 높은 일란성 쌍생아가 일치률이 덜 한 이란성 쌍생아보다 2배 이상의 알코올 의존이 될 확률을 보였다.

네 번째 요인으로는 음주함으로써 괴로움에서 벗어나고 스트레스를 해소하려고 반복적으로 음주행동을 하다가 알코올의존에 걸리는 **행동요인과 학습요인**이 있으며 **기타 요인**으로는 **가족적요인**(가정붕괴, 부모상실, 비행성 부친 등 가족기능의 이상), **아동기 때의 여러 가지 병력**(주의력 결핍 과다행동장애, 품행장애, 반사회적 인격장애) 등이 있다.

진단기준

알코올 관련 문제를 진단하는 방법은 여러 가지가 있지만 그중에서도 가장 많이 사용되고 있는것은 미국정신과 학회(APA, 1994)에서 제시한 진단기준(DSM-IV)을 임상에서 많이 사용하고 있다(표 1).

[표 1] DSM-IV 알코올 관련장애

1. 알코올 사용장애
   - 알코올 의존
   - 알코올 남용
2. 알코올 유도성 장애
   - 급성 알코올중독
   - 알코올 금단
   - 알코올 중독 섬망
   - 알코올 금단 섬망
   - 알코올성 지속성 치매
   - 알코올성 지속성 기억장애
   - 알코올성 정신병적 장애, 망상형
   - 알코올성 정신병적 장애, 환각형
   - 알코올성 기분장애
   - 알코올성 불안장애
   - 알코올성 성기능장애
   - 알코올성 수면장애
   - 분류되지 않은 기타 알코올 관련장애

알코올 사용장애란 잘못된 알코올 사용 자체로 인해 일어나는 개인적 사회적인 심각한 장해나 어려움을 의미하며 알코올 유도성 장애란 지속적인 음주로 인하여 신체적, 정신적, 합병증이 발생한 것이라고 볼 수 있다.

이 장애들 중에서 특히 알코올 사용장애에 대해 살펴보면 크게 알코올 남용(표 2)과 의존(표 3)으로 나누어지는데 남용이 의존보다 조금 덜한 상태라고 생각하면 알기 쉽겠다. 알코올 의존은 한 번 술이 인체에 들어가게 되면 파열된 브레이크처럼 술을 중단할 수 없는 상태를 의미하며 알코올남용증상에 금단현상과 내성이라는 증상이 덧붙여진 것이다.

[표 2] 알코올 남용의 진단기준

부적응적인 음주가 심각한 장애나 어려움을 초래하는데, 1년의 기간내에, 다음 항목 중 1가지 이상이 해당될 때를 의미한다.

1. 반복적인 음주로 인해 직장, 학교, 가정의 중요한 역할을 수행하지 못한다.(결근, 근무태만, 퇴학, 양육 및 가사소홀 등)
2. 신체적으로 위험한 상황에서 반복적으로 사용한다.(운전, 기계작동 등)
3. 음주와 관련된 법적인 문제가 반복적으로 발생한다.(음주와 관련된 행위로 체포당함 등)
4. 음주로 인해 사회적, 또는 대인관계에 문제가 지속적이고, 반

복적으로 발생함에도 불구하고 계속 사용한다.(배우자와의 언쟁, 신체적인 싸움 등)

[표 3] 알코올 의존의 진단기준

부적응적인 음주가 심각한 장애나 어려움을 초래하는데, 같은 1년의 기간내에 어느 때라도, 다음 항목 중 3가지 이상이 해당될 때를 말한다.

1. 술에 대한 내성이 있다.
   날이 갈수록 같은 양의 술로는 취하는 효과가 감소되거나, 취하는 효과를 얻기위해 점차 음주량을 증가시켜야 하는 상태
2. 금단증상이 있다.
   장기간 술을 마시던 환자가 음주를 중단하거나 음주량을 감소하여 섭취하는 경우에 나타나는데 증상으로는 자율신경계항진(식은땀, 빈맥, 불안정한 혈압), 손떨림, 불면증, 오심 또는 구토, 일시적인 환시, 환촉, 환청, 착각, 초조, 긴장, 불안, 간질 등이 발생한다.
3. 의도했던 것보다 훨씬 많은 양이나 오랫동안 음주한다.
4. 음주를 줄이거나 조절하려는 욕구가 있거나, 또는 노력을 하지만 실패한다.
5. 술을 구하기 위해 먼 거리를 찾아감으로써 많은 시간을 소비하고, 장기간 술을 마심으로써 많은 시간을 허비하며, 술에서 깨어나기 위해 많은 시간이 소비됨.

6. 중요한 사회적, 직업적, 또는 여가활동들이 음주때문에 포기되거나 줄어든다.
7. 음주때문에 악화되거나 지속되는 신체적(위궤양이 있음에도 음주) 또는 정신적 문제(알코올성 우울증 등)가 있음을 알면서도 계속 음주한다.

때로는 심리적의존과 신체적 의존이라는 개념도 사용되는데 심리적의존이란 약물을 계속 복용함으로써 긴장과 감정적 불편을 해소하려는 것으로 습관성과 유사한 개념이며 신체적 의존이란 약물투여가 지속되면서 약물과 신체간의 상호작용의 결과로 나타나는 생리적으로 변화된 상태로, 약물을 중단하면 금단증상이 나타나는 상태를 의미한다. 신체적 의존은 1~2주 정도 치료를 받으면 많이 좋아지지만, 보다 중요한 것은 심리적 의존으로써 이 의존이 단주의 기나긴 여정을 방해하는 부분이라 할 수 있다. 그러므로 지속적인 회복 프로그램을 통한 나의 삶(습관) 바꾸기가 단주하는데 중요한 열쇠가 될 수 있다 할 것이다.

기타 정확한 진단은 안 될지라도, 전문적인 지식이 없이도 어느 누구라도 쉽게 사용할 수 있는 **선별검사 방법**들이 있다.

1. 한국형 알코올의존 선별검사

최근 6개월동안 다음 중 4가지 이상 해당시 의존 가능성이 높다.

가) 자기연민에 잘 빠지며 술로 이를 해결하려 한다.
나) 혼자 술 마시는 것을 좋아한다.
다) 술 마신 다음날 해장술을 마신다.
라) 취기가 오르면 술을 계속 마시고 싶은 생각이 지배적이다.
마) 술을 마시고 싶은 충동이 일어나면 거의 참을 수가 없다.
바) 최근에 취중의 일을 기억하지 못하는 경우가 있다.(2회/6개월)
사) 대인관계나 사회생활에 술이 해로웠다고 느낀다.
아) 술로 인해 직업기능에 상당한 손상이 있다.
자) 술로 인해 배우자가 나를 떠났거나 떠난다고 위협한다.
차) 술을 깨면 진땀, 손떨림. 불안이나 좌절, 혹은 불면을 경험한다.
카) 술이 깨면서 공포나 몸이 심하게 떨리는 것을 경험하거나 혹은 헛것을 보거나 헛소리를 들은 적이 있다.
타) 술로 인해 생긴 문제로 치료받은 적이 있다.

2. CAGE 질문

가) 술을 끊거나 줄여서 마셔야 겠다고 느낀적이 있습니까?(**C**ut down on drinking)

나) 다른 사람으로부터 자신의 음주에 대해 비평을 받은적이 있습니까?(**A**nnoyed by criticism of your drinking)

다) 자신의 음주에 대해 죄책감을 느낀적이 있습니까?(**G**uilty about your drinking)

라) 아침에 숙취로 인해 해장술을 마신적이 있습니까?(**E**ye-opener)

위 항목 중 2문항 이상시 알코올 의존을 의미한다.

3. 기타 MAST, AUDIT, T-ACE, Two Question Test, Trauma scale 등의 선별검사법이 있다.

많은 환자들은 위에서 언급한 다소 주관적인 체크 리스트(선별검사 방법)를 통한 결과를 쉽게 승복하지 않으려는 경향이 있어 최근에는 알코올의존임을 암시하는 **혈액검사 소견**이 많이 이용되고 있다.

1. GGT(r-GTP), MCV

이 두가지는 알코올 남용에 대한 특이도가 80~90%이다. 특히 GGT는 과량의 알코올 섭취후 가장 먼저 증가하는 간 효소(하루 3~4잔의 음주가 2~4주 지속된 경우 반응)이며 단주 2~4주 후에 정상으로 회복되므로 단주 감시 역할도 가능하다.

2. GOT, GPT

특히 GOT:GPT의 비율이 1이상(전형적으로 1.5~2)인 경우는 이들 수치가 정상이라 하더라도 알코올 문제로 인한 간손상임을 의미한다.

3. HDL, Cholesterol, Triglyceride, uric acid 등도 과음과 관련하여 증가한다.

*4. CDT(carbohydrate-deficient transferin)*는 알코올 문제에 대한 민감도가 100%, 특이도가 91%로써 정확도가 뛰어나 요즘 많이 각광받고 있는 검사방법이다.

5. 혈중 알코올 농도(BAC)

이것을 측정하여 내성을 나타내는 경우 알코올남용의 확정적 진단이 가능하다. 알코올 남용이 아닌 경우에는 대부분 혈중농도가 0.1(100mg/100ml)이 되는 시점에서 급성 알코올 중독 증후를 나타내는데, 급성 알코올 중독 증후가 없이 혈중 알코올 농도가 0.15 이상인 경우는 내성이 있는 것으로 간주한다.

유형(진행과정 포함)

알코올의존은 예후나 치료에 대한 반응이 서로 다른 몇 개의 아형으로 구성되어 있어서 증상만으로는 분류할 수가 없으며, 성격장애의 측면, 사회문화적인 측면 등 다원적으로 접근해야하는 복잡한 질환이다. 유형의 분류 방식으로는 진행단계(음주양상)에 따른 분류, 신경생물학적 학습모형에 의한 분류, 발달모형적 분류, Type A, Type B분류, 하이브리드 모델에 따르는 분류 등 여러 가지가 있는데 가장 일반적으로 많이 쓰는 분류 형태는 진행단계(음주양상)에 따르는 분류이므로 이것에 대한 설명을 하겠다.

1952년에 옐리넥이 단주모임(AA)에 참여하고 있는 회복중인 알코올의존 환자들을 대상으로 분석한 결과, **4가지 진행단계가** 관찰되었는데, **첫 번째는 의존전단계**로서 특징적인 양상으로는 사회적 동기로 음주, 음주상황을 통해 정신적 완화감을 경험, 음주가 스트레스에 대처하는 표준적인 수단이 되는 양상 등이 있으나 이 시기의 음주행동은 정상인과 크게 다르지 않다. 모든 병은 조기에 잡아내야 완치 확률이 높다는 말이 있듯이 의존전단계에서도 많은 관심을 갖고 자신을 체크해야 할 것이다.

두 번째는 초기의존단계로서 특징적인 양상으로는 일시적인 기억상실 경험, 내성이 생김(더 많은 양을 마심), 은밀한 음주, 처음 몇 잔을 꿀꺽꿀꺽 마시는 행동, 음주에 대한 죄책감 등이 포함된다. **세 번째는 결정적인 의존단계**로서 조절능력이 상실되었다는 것이 특징적이며 일정기간동안 단주를 할 수도 있지만, 일단 술을 조금만 마시게 되면 자제력을 잃고 수일 이상 계속하여 연속으로 음주를 하게 되는 형태이다. **네 번째는 만성의존단계**로서 특징적인 양상으로는 거의 매일 술을마심, 술 대신 다른 화학물질(본드, 아편 등)을 마시기도 함. 내성이 급격히 감소(술을 조금만 마셔도 빨리 취하게 되어 예전처럼 많이 마시지 못함), 신체적 의존현상이 출현함(수전증, 식은땀, 초조, 불안 등) 등이다.

또 옐리넥은 1960년경 음주양상과 정도에 따라 **5가지 타입**으로 구분하였는데, 첫 번째는 **알파형**으로서 조절능력의 상실이 없이 순전히 약물(술)의 효과를 추구하는 심리적 의존형으로 대인관계의 장애는 있지만 질병의 개념에는 들어가지 않는 타입이다. 두 번째는 **베타형**으로서 신체적 합병증(다발성 신경염, 췌장염 등)은 있으나 심리적, 신체적 의존은 없는 경우이다. 세 번째는 **감마형**으로서 가장 뚜렷한 장애가 있는 경우로 신체적 의존뿐만 아니라 심리적으로 조절능력을 상실하는 경우이고 행동에 뚜렷한 변화가 있다. 또한 일단 술을 마시기 시작하면 정지할 수가 없어 폭음을 하지만, 한동안 술을 끊을 수는 있다. 그러나 한동안 술을 먹지 않는 경우는 술을 조절할 수 있어서가 아니라 돈이 없거나 건강이 나빠진 관계로 술을 못 먹는 것이지 안 먹는 것이 아니라는 것을 명심하여야 한다. 다시말하면 간헐적인 폭음과 일정기간의 단주가 주기적으로 반복되는 타입이라고 볼 수 있으며, 우리나라의 경우 이 타입에 해당되는 경우가 많다. 자신은 음주를 계속하지 않고 가끔씩 폭주하는 수준이므로 술 문제가 없다고 하는 사람들은 이 부분을 숙고하기 바란다.

네 번째로는 **델타형**이 있는데 감마형과 유사하나 금주가 불가능한 경우로서 감마형과는 달리 술을 1~2일 끊으면 금단증상이 생기므로 매일 일정량의 술을 마시게 되는 타입이다. 이때는 폭음은 못하지만 조금씩 계속 마시는 특징이 있다.

다섯 번째로는 **입실론형**이 있는데 의존이나 장기손상이 없이 우발적인 폭주를 하는 경우를 말한다.

다음 표는 알코올의존의 진행과정을 보다 세분화해서 알기 쉽게 설명해 놓은 것이다. 자신이나 가족이 과연 어디쯤에 속하는지 찾아보기 바란다.

[표 4] 알코올의존의 진행단계별 증상들

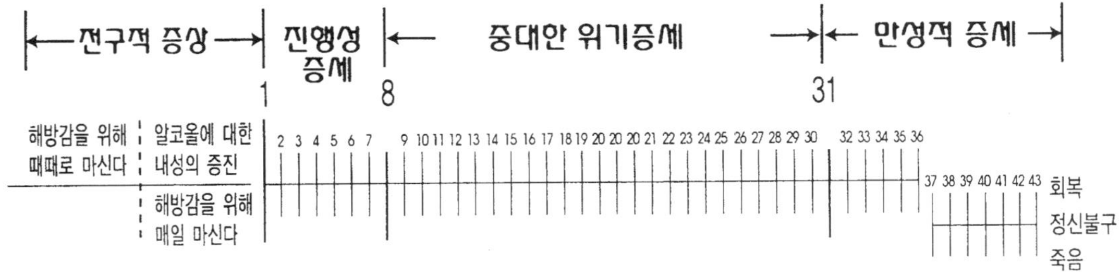

[전구적 증상]
가. 해방감을 위해 때때로 마신다
나. 해방감을 위해 매일 마신다
다. 알코올에 대한 내성의 증진

[진행성 증세]
1) 최초의 기억상실
2) 은밀한 음주
3) 알코올 선취
4) 꿀꺽꿀꺽 마신다
5) 음주에 대한 죄책감
6) 음주에 대한 논의피함
7) 기억상실 증가

[중대한 위기증세]
8) 음주조절 능력 상실
9) 알코올 중독자의 변명
10) 사회적 압박감에서 회피
11) 과장된 태도
12) 공격적 행동
13) 끊임없는 가책
14) 한때 술을 끊는다
15) 마시는 습관을 바꾼다
16) 친구들을 피한다
17) 직장을 잃거나 그만둔다
18) 모든 행동은 알코올 중심으로 한다
19) 모든 문제에 흥미를 잃는다
20) 자기 연민
21) 타인과 교제를 싫어한다
22) 일시적 도피
23) 가정생활에 변화
24) 불합리한 원한
25) 알코올 보급에 대한 관심
26) 영양에 무관심
27) 입원
28) 성적욕구 감퇴
30) 해장술을 마신다

[만성적 증세]
31) 장취
32) 인격의 타락
33) 사고력 장애
34) 알코올에 의한 정신병
35) 열등한 사람과 마신다
36) 화학제품을 마신다
37) 알코올 내성이 상실
38) 막연한 공포
40) 정신운동의 억제
41) 음주에 대한 강박감
42) 막연한 종교적 열망
43) 구실을 못찾고 완전한 패배를 인정함

제2장

알코올로 인한 신체 질환

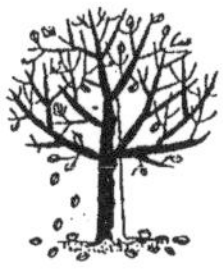

인간이 살아가면서 가장 중요한 것은 무엇일까?

나이가 들수록 대부분의 사람들이 무엇보다도 중요한 것은 "건강"이라고 한다.

그렇다면 "건강하다"라는 것은 무엇일까?

여기에 대한 답은 세계 보건 기구(W.H.O.)에서 내린 건강의 정의에 대한 부분에서 해답을 찾을 수 있는데 건강하다는 것은 병없는 몸만의 문제가 아니고 신체적, 정신적, 사회적으로 좋은 상태를 말한다. 또한 인간은 누구를 막론하고 언젠가는 질병에 걸리는데 이를 심리적으로 극복할 수 있는 마음가짐, 각오가 중요하다고 주장한다.

알코올 또한 공히 신체적, 정신적, 사회적 건강을 해치게 되는데 문제는 본인의 신체적 건강이 술에 의해 손상을 받고 있고 질환이 생겼는데도 불구하고 계속적인 음주로 심각한 지경에 이르게 되는 것이 알코올 의존증의 특징이라는 점이다.

알코올에 의한 간경화나, 췌장염, 발작 등등에 의해 내과로 입원하는 경우 보호자는 내과 의사가 환자에게 신체적 질환에 대한 다소 과장된 겁을 주라고 부탁하는 경우가 있는데 경험상 의존증의 단계에 빠져있는 경우엔 환자에게 신체적 질환에 대한 무시무시한 예후를 설명한다 해도 퇴원 후 바로 술을 마시게 되는 것이 알코올 의존증 환자의 일관된 특징임을 알 수가 있었다.

물론 환자에게 신체적 문제에 대해 설명을 해주는 것은 중요하다. 하지만 이보다 더 중요한 것은 신체적 문제에 대해 설명을 한 후 이러한 설명 후에도 계속적으로 술을 마시게 되는 것이 이 질환의 특징임을 연이어 이야기 해주는 것이 더 중요함을 경험을 통해 알게 되었다.

대부분의 알코올 의존증 환자는 표현을 하던, 안하던 간에 본인의 신체적 상태나, 갖고 있는 신체적 질환에 대해 높은 관심과 걱정을 보이는데 이 또한 알코올 의존증 환자의 일반적 모습이니 보호자의 입장에선 "병주고 약주고" 식의 받아들이기 어려운 문제에 봉착하게 된다.

그러기에 알코올 의존증 환자는 신체적, 정신적, 사회적 문제에 대한 치료가 일률적으로 이루어져야 치료효과가 크며 재발의 우려가 적어짐은 너무나 당연하다는 것이다.

이 단원에선 환자가 주로 걱정하는 내용을 중심으로 술이 일으킬 수 있는 신체적 질환에 대해 언급해보고자 한다.

1. 알코올성 간 질환

간은 우리 몸의 우측 상복부에 위치하고 있는 장기로 배설기능, 대사 기능, 해독 기능 등을 담당하고 있는 술과는 떼려야 뗄수가 없는 장기이다.

알코올에 의한 간 질환으로는 "지방간", "간염", "간경화"로 크게 나눌 수 있는데 우선 지방간의 경우엔 영양불량과 알코올 자체에 의한 영향으로 오는 질환으로 대개 증상이 없으면서 간만 커지는 경우가 대부분인데 이는 복부 초음파를 통해서 확인할 수 있다.

다행인 것은 이는 금주만 하면 특별한 치료를 하지 않아도 4~6주 정도면 정상으로 돌아오게 된다. 하나 이 기간에 계속적으로 음주를 하게 되면 황달이나 발열, 식욕 부진, 우상복부 통증 등을 수반하는 알코올성 간염이 생기는데 이때부터는 내과적 치료가 필요하며 치료를 하지 않은 상태에서 복수 까지 동반하게 된다면 생명과도 관계될 수 있어 주의를 요한다.

하지만 이 경우에도 금주와 더불어 적절한 치료를 해주면 거의 회복이 되므로 신속한 진단과 빠른 치료가 치료의 핵심인 것이다.

문제는 아무리 금주를 하고 치료를 한다 해도 완전한 상태로 돌아오지 못하는 간경변증이라는 질환인데 이는 지방간, 간염의 단계를 거쳐 체중감소, 복수, 위장관 출혈, 부종, 여성형 유방(남자의 경우) 등을 일으키게 되며 생명을 앗아갈 수 있는 식도 출혈, 간성 혼수, 신장 기능 장애 등을 초래할 수 있어 알코올에 의한 간질환 중 가장 심각한 경우에 해당된다 할 수 있다.

그러나 알코올성 간질환의 특징은 어느 단계에서든지 실제로 단주하면 간경변증의 유무에 관계없이 생존율이 향상될 수 있으므로 단주가 치료의 핵심임을 아는 것이 중요하다.

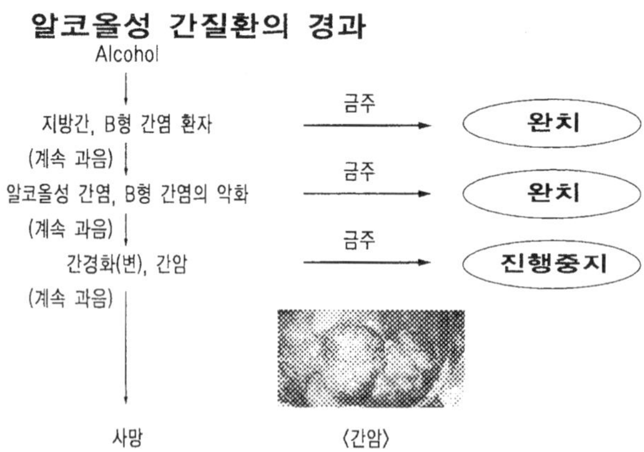

[그림 1] Alcohol과 간

2. 알코올성 순환기 질환

순환기라 함은 심장과 혈관을 일컫는 말로 술이 일으키는 순환기계 질환으로는 크게 "심근증", "부정맥", "급사", "허혈성 심질환(협심증, 심근경색증)", "뇌졸중" 등으로 나눌 수 있다.

술은 술자체 외에도 술을 만드는데 필요한 첨가물, 술의 대사산물인 아세트알데히드란 물질 등에 의하여 심장근육에 영향을 미쳐 심장의 수축력을 약하게 만들어 호흡곤란, 손발의 부종 등을 일으키는데 만약 이 시기에 금주를 하지 않으면 "심장 부전"이라고 하는 치명적 질환으로 이환 되므로 40~50대의 만성적인 음주자의 경우 심장에 대한 검사가 꼭 필요한 이유이기도 하다.

또한 10년 이상 장기간 음주를 한 중 · 장년층의 경우, 어느날 갑자기 폭음을 하게 될 때 심장의 박동 리듬의 이상으로 급사를 일으킬 수 있는 "휴일 심장 증후군"을 일으킬 수 있으며 고혈압 환자의 경우 만성적인 알코올 섭취로 인한 혈압 상승으로 이차적인 합병증을 일으킬 수도 있다.

흔히 중풍이라고 불리우는 뇌졸중의 경우도 발생빈도에 있어 마시는 음주량과 정비례하므로 금주만으로도 중풍을 예방하는데 큰 역할을 할 수가 있다. 이렇듯 만성적인 음주자의 경우 호흡곤란, 가슴 두근거림, 가슴 통증, 의식소실 중 한 가지라도 이상 증세를 보이면 바로 단주와 더불어 순환기적 검사와 치료가 필요함을 아는 것이 중요하다.

3. 알코올성 치매

술은 뇌신경 억제제로써 만성적인 음주 습관은 뇌세포를 파괴하며 궁극적으로 뇌의 용적 자체를 줄게 만들어 전반적인 뇌의 기능이 떨어지는데 이때 발생할 수 있는 질환이 알코올성 치매이다. 요즈음엔 음주 연령이 점점 낮아지고 술에 관대한 문화 덕에 마시는 음주량도 부쩍 증가하는데 알코올이 기존의 치매를 악화시킬 수도 있고 새로운 치매를 일으킬 수 있다는 점으로 본다면 정말 심각하지 않을 수 없고 알코올 치매는 일단 발생하면 마땅한 치료제가 없다는 점 또한 술에 대한 경각심에 대해 다시금 생각해볼 문제가 아닐 수 없다.

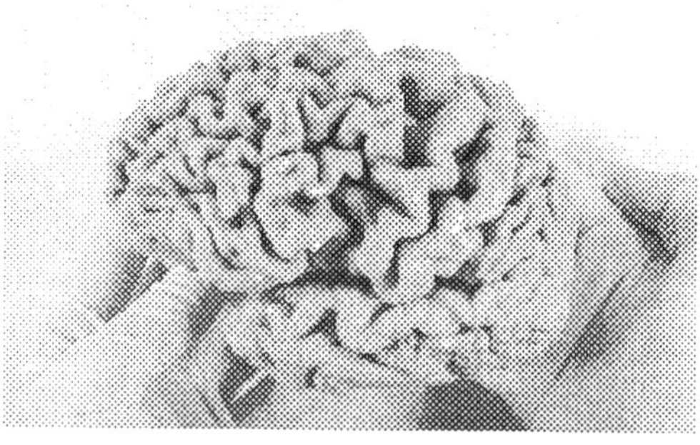

[그림 2] 알코올성 치매 환자의 뇌

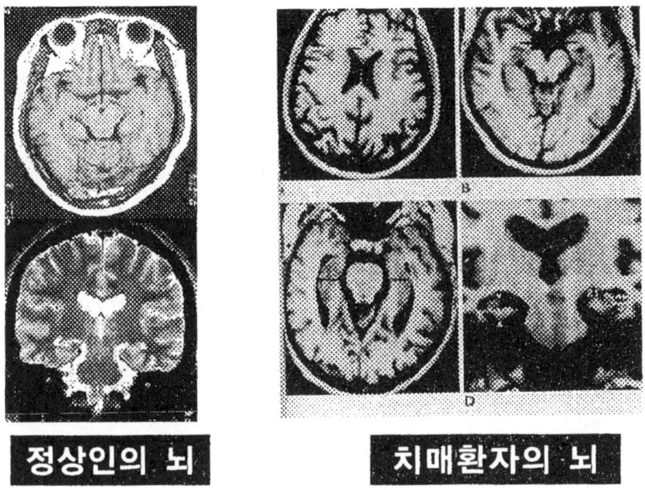

[그림 3] 정상과 치매환자의 비교

4. 알코올성 소화기 질환

술은 소화가 되는 것이 아니라 위에서부터 흡수가 되는데 식도, 위, 소장, 대장 등 소화기관에 염증부터 궤양, 암에 이르기까지 다양한 질환을 일으키며 또한 고지방식과 술을 같이 마시는 경우에 자주 발생하는 췌장염의 경우엔 통증이 심하여 마약성분의 주사제를 써야 통증이 좋아질 정도로 고생을 하게 된다. 반복되는 음주로 췌장염이 자주 발생하는 경우엔 이차적인 당뇨병을 야기시키기도 하며 극심한 통증을 없애기 위한 마약에 이차적인 의존까지 일으키는 경우가 발생하기도 한다.

5. 알코올이 여성에 미치는 질환

남녀가 동등한 입장이 될 수 없는 것이 두 가지가 있다면 첫째는 남자는 절대로 임신을 할 수가 없는 것이고 두 번째로는 여성은 절대적으로 남성만큼 술을 마시지 못한다는 것이다. 그러므로 같은 양의 술을 남녀가 마신다면 해악은 여성에서 훨씬 크다 할 수 있는데 이는 남성보다 여성이 술을 분해하는 효소가 적으며 몸의 체액량도 적기 때문이다. 여기서 중요한 것은 여성의 생식 건강인데 술이 인체의 호르몬의 변화를 일으켜 무월경이나 불임을 초래하며 임신을 한 경우엔 자연 유산을, 분만을 한다 하더라도 조산이나 기형아 출산 등을 일으킬 수 있으므로 미용적인 측면(피부 탄력감소, 복부나 엉덩이의 지방 축적)뿐만 아니라 이런 부분에 있어 특별히 주의를 요해야 한다.

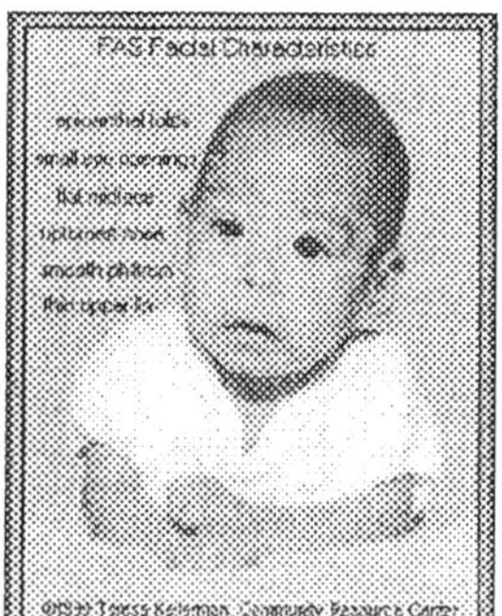

[그림 4] 기형아 사진

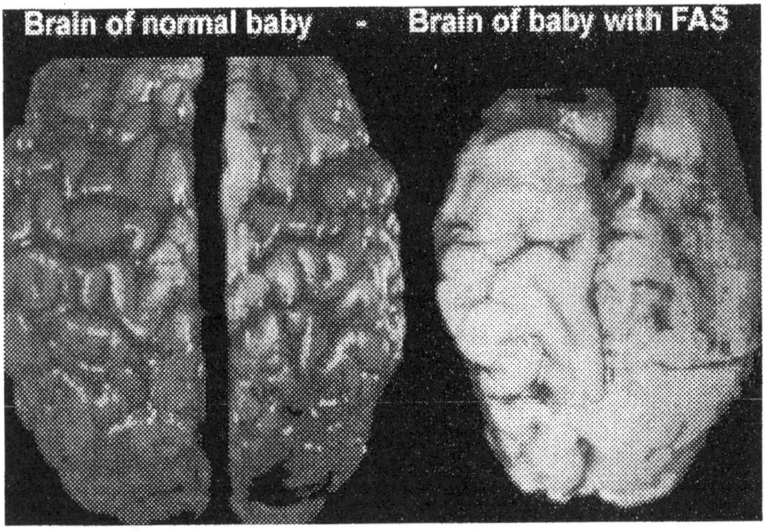

(정상 태아의 뇌) (알코올증후군을 가진 태아의 뇌)

[그림 5] 뇌 사진

그 외에도 암의 발생율이 10배 정도 올라갈 수 있으며, 말초신경염, 골다공증, 면역력의 저하로 인한 감염, 골절, 정력감퇴 등이 일어날 수 있다.

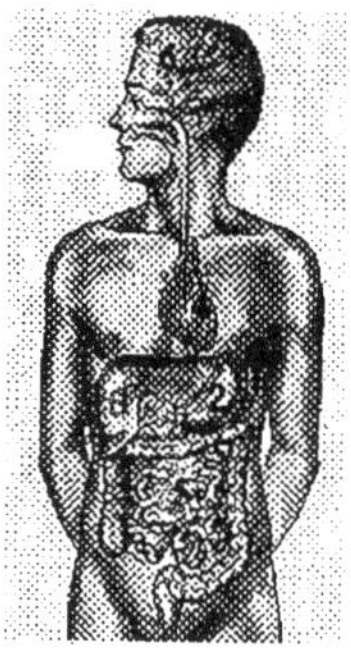

- 뇌 : 베르니케증후군, 코르샤코프증후군, 알코올성 치매 등
- 인두 : 만성인두염, 인두암
- 식도 : 식도염, 식도암
- 심혈관계 : 심장병, 고혈압
- 간장 : 지방간, 알코올성 간염, 간경화(변)
- 위 : 위염, 급성위궤양
- 췌장 : 급성췌장염, 만성췌장염, 당뇨병
- 십이지장 : 십이지장염, 십이지장궤양
- 소장 : 소장염, 흡수불량증후군
- 대장 : 대장암
- 다리 : 통풍, 말초신경염, 대퇴골 골두괴사

[그림 6] Alcohol과 관련 질환

술은 인체에서 본다면 하나의 자극으로 장기간의 음주는 만성적 자극이라고 보면 되고 이러한 자극의 결과로 머리부터 발끝까지 수많은 질환을 일으킬 수 있음을 인지하는 것이 중요하다.

제3장

알코올로 인한 금단 증상 및 정신과적 장애

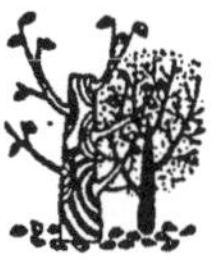

음주로 인해서 나타나는 부작용은 대단히 많고 우리 몸에 치명적인 부작용을 일으키는 경우도 많다. 과다한 음주를 하다가 갑자기 음주량을 줄이거나 술을 끊었을 때 나타나는 증상을 금단 증상이라고 한다. 금단 증상이 나타나는 시기에 제대로 치료를 받지 못하는 경우에는 생명을 잃을 수도 있다. 또한 동반된 여러 가지 정신과적인 증상으로 인해서 고통을 받는 경우도 많다. 알코올 치료에 있어서 이러한 부작용과 그 증상에 대해서 잘 알고 있어야 하고 이에 대한 대책을 세우는 것이 대단히 중요하다.

1. 급성 알코올 중독

단기간 동안의 과음에 의해서 나타나는 정신과적인 증상이다. 알코올은 소량인 경우에는 중추신경계 흥분 작용이 있으나 음주량이 많아질수록 대체적으로 중추신경계에 대해서 억제 작용을 한다. 이처럼 음주로 인한 중추신경계의 억제 작용에 의해 의식수준이나 인지능력, 지각, 정동 및 행동 또는 기타 정신 생리적 기능 및 반응의 장애를 초래하는 일시적 상태, 다시 말하면 한꺼번에 많은 양의 음주를 하여 급성 약물(알코올) 중독의 상태가 된 것을 의미한다. 언쟁, 판단력의 장애, 사회-직업적인 기능의 장애 등 부적응적인 행동 변화를 보이며, 혀 꼬부라진 소리, 운동의 부조화, 비틀거리는 걸음걸이, 얼굴이 벌겋게 되는 현상 등의 증상을 보인다. 중추신경계는 우리 몸을 통제/조절하여 우리 몸이 지나치게 정상적인 범위를 벗어나거나 저하되는 것을 막는 기능이 있다. 알코올은 정상적인 중추신경계의 통제/조절 기능을 억제함으로써 다양한 감정의 장애가 나타날 수도 있고 그동안 억제시켜 왔던 행동들이 고삐가 풀린 망아지처럼 밖으로 뛰쳐나올 수도 있다. 이로 인해서 심리적으로는 급격한 감정 변화, 사소한 일에 매우 과민한 증상을 보이고 수다스럽고 집중력 곤란의 증상을 보일 수도 있다. 성적 충동 또는 공격적인 성향을 보이고 평소의 성격이 과장되거나 억제된다. 그리고 필름 끊기는 증상을 보이는 경우도 많다. 혈중 알코올농도에 따라 기분의 변화(0.03%), 운동장애(0.1%), 의식의 혼동과 인사불성(0.3%), 혼수(0.4~0.5%) 내지 죽음(0.5% 이상)에까지 이를 수 있다.

2. 알코올중독 섬망

급성 알코올중독에 있는 사람이 심하면 중독 섬망까지 동반하는 경우가 있다.

섬망은 의식 상태가 명료하지 못하여 날짜나 장소를 잘 구분하지 못하며 심지어는 잘 알던 사람도 몰라보는 증상을 의미한다.

3. 알코올 특이성 중독

과거에는 취하거나 중독 증상을 일으킬 정도의 음주량이 아님에도 불구하고 점점 술에 약해져서 나중에는 아주 적은 양의 음주로도 취해 버리는 증상이 나타나는 것을 의미한다. 소량의 음주로도 비적응적인 행동을 보이거나 기억을 하지 못하는 증상을 보일 수가 있다. 주로 공격적이거나 폭력적인 행동을 보이는 등 이전의 그 사람과 전혀 다른 행동을 보인다. 음주 후 알코올 혈중 농도가 떨어지면 수 시간 내에 정상으로 회복된다.

젊은 사람에게 많이 나타나며 외상이나 뇌염 등의 뇌 손상에 의해서 나타날 수 있으며 알코올에 대한 내성이 떨어져 소량의 알코올에 의해서 이상 행동을 보일 수 있다. 또한 수면제나 안정제를 같이 복용하는 경우나 신체적으로 피곤할 때 더 자주 나타날 수 있다.

4. 알코올 금단

장기간 알코올을 섭취했던 환자가 음주를 갑자기 중단하거나 음주량을 감량했을 때 나타나는 증후군을 의미한다. 즉 혈중의 알코올 농도가 갑자기 감소하는 것에 대해 인체의 세포가 재적응하지 못함으로써 나타나는 증상으로 알려져 있다.

금단 증상은 음주를 중단한 후 12~18시간이 지난 다음에 나타나기 시작하여 진전 섬망으로 이행하지 않는 한 대개 5~7일 이내에 자연 소실된다. 전신형 금단 발작이 금단 후 7~38시간 후에 1~6회에 걸쳐 일어날 수 있다.

금단 증상은 수 시간 내에 거칠게 떨리는 증상이 손, 혀, 눈꺼풀에 나타나고 오심, 구토, 무력감, 나른함, 자율신경 항진증(맥박이 매우 빨라지고, 땀이 나며 혈압이 오르는 증상), 불안, 우울, 과민한 증상, 앉았다가 일어나면 혈압이 떨어져 어지러운 증상(기립성 저혈압) 등이 나타날 수 있다. 이외에도 입이 마르거나 두통, 몸이 붓는 현상, 수면장애, 악몽 등이 나타날 수 있다. 심한 경우에는 섬망, 간질(금주 후 12~24시간경 최고 발생), 헛소리, 이상한 행동, 환각 등의 증상을 보이는 경우도 있다.

5. 알코올 금단 섬망

알코올 금단 증상 중 가장 심한 형태로 금주 후 1~3일째 시작하여 4~5일에 최고조에 달한다. 다른 합병증으로 인해서 침대에서 추락하거나, 도망을 시도하여 다칠 수도 있으며 자기 자신의 주관적인 공포 상태에서 자살 또는 타살의 위험이 있다. 치료를 제대로 하지 않으면 5~15%의 사망률을 보이므로 철저한 안정과 치료가 필수적이다. 사망 원인으로는 감염, 지방 색전, 폐렴, 신장 질환, 간부전증, 심부전증, 심장 부정맥 등이 있다. 대개 5~15년 이상 술을 마셔온 사람에게서 나타나며 입원한 알코올 의존자 중 5% 정도에서 이 증상을 보인다. 코사코프 증후군으로 이행하는 경우도 있다.

초기 선행 증상으로는 불안, 초조, 식욕부진, 손 떨림, 공포에 의한 불면, 오심, 구토, 설사, 안절부절, 자율신경기능 항진 등이 있다. 나중에는 시간, 장소, 사람에 대해서 혼란이 일어나는 지남력 장애, 망상, 환각, 안절부절 못하는 행동 등이 나타날 수 있다. 환각은 주로 환시가 많고 환청, 환촉, 환취 등도 나타날 수 있다. 환시로는 곤충, 작은 동물이나 생명체, 물체 그림자나 괴물 등이 보일 수 있다. 환자는 발밑을 기어 다니는

쥐떼를 보거나, 곤충들이 피부를 기어 다닌다고 생각하기도 하고, 벽지의 얼룩을 사람의 그림자로 보고 심한 공포감에 사로 잡혀 도망치려 하기도 한다. 주로 밤에 환각이 나타나고 눈을 감으면 환각이 강화된다. 환각은 기복이 심하며 체계화 되지 않고 형태가 불분명한 경우가 많다. 거칠고 불규칙한 떨림이 거의 대부분 나타나며 경련 발작, 발열, 단백뇨 등의 증상을 보이는 경우도 있다.

알코올 금단 증상이 나타나면 약물을 사용하여 알코올 금단 섬망을 예방해야 하며 고열량, 고탄수화물의 식사와 대량의 복합 비타민을 투여해야 하며 탈수증을 예방하기 위해서 충분한 수분을 먹이거나 정맥 주사로 투여해야 한다. 철저한 응급 조치와 치료 없이는 생명이 위험할 수 있으므로 주의하여야 한다. 이 시기는 전문적인 치료가 대단히 중요하다. 병원에서 전문적인 치료를 시행하지 않고, 특히 병원이 아닌 곳에서 제대로 된 치료를 시행하지 않고 방치하는 경우에는 생명을 잃을 수도 있으므로 반드시 전문적인 치료를 받을 수 있도록 조치하여야 한다. 환자가 섬망 상태에서는 탈진할 가능성이 있으므로 부득이한 경우를 제외하고는 신체결박은 하지 않는 것을 원칙으로 한다.

6. 알코올-유도성 정신병적 장애

알코올 의존이 있는 사람이 폭음을 중단 또는 감량한 후 보통 48시간 이내에 의식은 명료한 상태에서 여러 가지 환청을 경험하게 되는 경우를 알코올성 환각증이라고 한다. 남자에게 많이 나타나며 환청(괴롭히는 목소리, 부르는 소리), 환시(귀신이나 동물), 환촉(벌레가 기어가는 느낌) 등의 다양한 증상이 있다. 금주 첫날 저녁부터 시작하여 다음날 밤부터 심해지며 지속기간은 보통 1주일 이내에 끝난다. 드물게는 만성적으로 지속되는 수도 있다. 환각의 특징으로는 환청이나 환시가 많으며, 목소리나 형태가 없는 소리, 불쾌하고 짜증나는 내용, 사람들에게 직접 말을 거는 내용이거나 제3자가 그에 대해 이야기 하는 내용 등이 있을 수 있다. 또한 동성애적 행위를 비난하는 내용이나 이성간의 난잡한 행위를 비난하는 내용이 많으며 비난하는 소리가 심하거나 불안, 공포가 심하면 도피하기 위해 자살을 시도하는 수도 있다.

이때는 환청 이외에도 관계 망상이나 피해망상이 생길 수도 있는데 이처럼 망상이 주요 증상으로 나타나는 경우에는 알코올-유도성 정신병적 장애, 망상형이라고 한다. 누가 자신을 미행한다고 주장하는 망상(피해망상)과 배우자를 의심하는 망상(부정 망상, 의처증이나 의부증)등이 있을 수 있으며, 이로 인해서 가정 폭력과 가정불화가 초래되는 경우도 많다.

이들은 모두 임상적으로 정신분열병과 유사한 양상을 보이나 정신분열병에 비해서 증상이 나타나는 기간이 짧다. 알코올 금단 섬망에 비해서 의식이 명료하다.

7. 알코올성 건망장애

장기간의 대량 음주로 인해서 단기 기억에 장애가 오는 것을 특징으로 한다. 지속적인 음주로 인한 비타민 B_1(치아민) 결핍으로 기억을 담당하는 뇌세포에 변성이 일어나서 생기는 것으로 보고 있다. 주로 나타나는 증상으로는 건망증(최근 기억), 지남력 장애, 기억이 잘 나지 않는 부분을 자신이 지어내어서 말하는 작화증, 말초신경장애, 운동 실조증 등이 있다.

① **코르사코프병** : 뇌의 신경 세포의 신호 전달 과정에서 중요한 역할을 하는 비타민 B_1(치아민)이 부족할 때 나타나는 병을 코르사코프병이라고 한다. 주증상으로는 건망증, 지남력 장애, 작화증, 말초신경장애 등이 나타난다.

② **베르니케 뇌증** : 급발성으로 정신 착란, 운동 실조, 안구 운동 이상 등의 증상을 보인다. 수일에서 수주 사이에 회복되거나 코르사코프 병으로 진행된다.

이때에는 대량의 치아민 복용이나 주사를 통한 투여가 필요하다. 조기에 치료하면 알코올성 건망증을 예방할 수 있다. 일단 발병하면 회복이 어렵기 때문에 병원에서 조기에 철저한 처치가 필요하다.

8. 알코올성 치매

장기적인 음주와 관련되어 나타나는 치매를 말한다. 영구적인 뇌의 손상을 초래할 수 있으며 조기에 치료하지 않으면 회복이 불가능할 수도 있다. 알코올이 대부분의 치매 발생에 직, 간접적으로 90% 이상 연관되어 있는 것으로 알려져 있다.

9. 알코올성 기분장애

반복된 음주에 의해서 우울증이나 조증이 나타난 경우를 말한다. 음주는 우울(가장 많음) 또는 조증을 새로 발생시키거나 기존의 기분장애를 악화시킨다. 알코올 의존 환자의 1/4 내지 2/3에서 일생 동안 우울증을 겪을 수 있다. 남자보다는 여자에게서 보다 많이 나타나며 특히 알코올 의존과 주요 우울증을 동시에 갖고 있는 경우에는 자살 시도의 가능성이 높다. 조증이 있는 경우에는 음주량이 더 많아진다.

10. 알코올성 불안장애

술이 불안을 새로 발생시키거나 기존의 불안을 더욱 악화시킨다. 금단 상태에서 공황장애가 나타날 수 있으며 불안장애나 공포증이 나타날 수도 있으나 대부분 점진적으로 회복된다. 알코올은 불안 완화 작용이 있기 때문에 불안이 동반될 때마다 음주를 반복하게 되어 오히려 알코올 남용으로 이어지는 경우도 많고, 사회 공포증을 완화시키기 위해서 음주를 반복하다가 남용이 되기도 한다. 그러나 알코올 문제가 선행하는 경우도 많다. 여성은 광장 공포증, 남성은 사회공포증이 흔히 동반된다.

11. 알코올성 성기능 및 호르몬 장애

남성에게는 만성적인 음주가 남성 호르몬인 테스토스테론을 감소시키기 때문에 고환수축, 발기불능, 여성화장애를 일으키기도 하지만 성호르몬에 작용하는 뇌의 신호를 혼란시켜서 성기능 장애를 일으키기도 한다. 여성화 장애로 인해서 고환이 수축되는 것은 물론 남성의 유방이 커지는 증상이 나타날 수도 있다.

여성이 만성적으로 음주를 하는 경우에는 여성 호르몬의 혼란이 일어나서 자신의 몸이 임신 상태로 착각하게 되는 현상이 나타난다. 이로 인해서 생리 불순이나 무월경이 생길 수도 있으며 임신 초기 여성인 경우는 자연유산을 유발할 수도 있다. 임신 여성이 음주를 하는 경우에는 알코올이 태아를 공격하여 임신한 태아에게 정신지체 등 중추신경계 이상과 신체적인 기형이 나타나는 태아 알코올 증후군을 유발할 수도 있다. 또한 지속적인 음주는 자율신경의 이상을 가져와 혈관이 확장되고 피부가 얇아지거나 얼굴이 붉어지고 피부의 탄력이 줄어들 수 있다.

12. 알코올성 수면장애

알코올은 깊은 수면을 방해하고 잠을 자주 깨게 만드는 얕은 수면을 조장한다. 알코올은 마취 효과가 있기 때문에 술을 먹고 잠을 자는 사람은 진정한 수면이 아니라 뇌 세포가 마비된 마취 상태라는 것을 환자나 가족들이 알고 있어야 한다.

13. 인격장애

만성적인 음주는 성격을 매우 예민하게 만들고, 쉽게 자기연민에 빠지게 만들며, 좌절감, 사소한 일에도 원한과 분노를 일으킬 수 있다. 그리고 거만한 행동, 정직하지 못한 행동 등이 많이 나타나며 쉽게 현실을 받아들이지 못하는 성격으로 변할 수도 있다. 성격 파탄에 이르는 경우도 있을 수 있으며 알코올 의존 환자들은 반사회적 인격장애가 많은 것으로 알려져 있다. 반사회적 인격장애의 84%에서 알코올 남용이 동반되는 것으로 알려져 있다.

14. 폭력과 자살

알코올과 관련된 장애에서는 사고, 폭력, 자살 등의 위험성이 매우 높다. 심각한 알코올 의존인 경우는 반사회적 성격에 의한 범죄 행동과 연관이 높다. 심각한 알코올 의존은 자제력 약화나 슬픈 기분, 그리고 흥분감을 불러 일으켜 자살 시도 또는 자살에 이르게 한다. 알코올 의존자에게 나타나는 자살은 알코올로 인해서 나타나는 우울증과 연관이 있을 수 있으므로 알코올 의존자의 치료 시에는 우울증의 동반 여부에 대해서 각별히 주의해서 감별해야 한다.

이처럼 알코올과 정신과적인 문제는 밀접한 연관성이 있으므로 알코올 의존의 치료에 있어서 주의를 기울여야 하며 금단 증상이나 정신과적인 후유증에 대한 치료는 조기에 시행하지 못하면 후유증이 남아 일생동안 고생을 할 수 있으므로 조기에 철저한 치료를 받을 수 있도록 조치하는 것이 대단히 중요하다.

제4장

알코올로 인한 심리적 변화

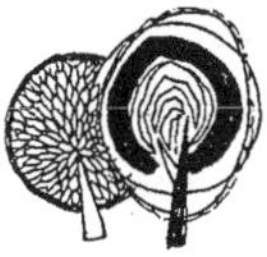

1. 알코올의존자의 특징

알코올의존자들은 일반인들과 전혀 다른 성격을 가지고 있을까? 성격이 독특하고 모가 나서 술에 의존이 된 것일까? 많은 사람들이 알코올의존자는 성격이 고약하고 괴팍할 것 같다는 편견을 가지고 있지만, 실제로는 알코올의존자들의 전형적인 타고난 성격이 있는 것은 아니며, 오히려 매우 수줍고, 사람을 좋아하는 정이 많은 사람들이다.

그러면 알코올의존자의 공통적인 성향이란 없는가? 그렇지는 않다. 모든 알코올의존자들의 성격이나 특성이 같을 수는 없겠지만, 일반적으로 흔히 보이는 심리적 특성들이 있다. 그렇다면, 이러한 특성은 왜 나타나는 것일까? 그것은 알코올이 뇌에 영향을 미치는 물질이기 때문이다. 술은 단순히 신체적 건강에만 영향을 미치는 것이 아니라, 심리적 변화와 사회적 관계 및 직업적 능력의 변화를 가지고 오며, 급기야 사람을 완전히 다른 사람으로 바꿔 놓는다.

술은 순간적으로 우리의 기분을 변화시키는 물질이며, 장기간 복용하여 의존이 되면, 뇌에서 점진적인 화학적 변화가 일어나서, 기분 장애를 포함한 다양한 정신과적 문제들을 일으키거나 악화시킬 수 있다. 의존자의 경우, 술을 마시지 않은 상태와 만취한 상태에서의 모습이 전혀 다른 경우가 많다. 또한 원래 자신의 타고난 선천적인 성격과 의존이 된 후에 나타나는 성격적인 특성은 많이 다르다. 수 년 또는 수십 년 간의 음주로 인해 어떤 심리적 변화들이 일어났는지 살펴보는 것은 매우 중요하다. 스스로에게 물어보거나 주변 사람들에게 물어보자. 의존이 되기 전의 내 모습과 의존이 된 후의 내 모습에 대해서! 비슷한가? 아니면 많이 다른가?

지속적인 음주로 인해 나타나는 심리적 특성은 어떤 것들이 있을까? 여러 가지가 있겠으나, 크게 분류하면, (1) 부정적인 심리적 방어기제, (2) 정서 장애, (3) 성격변화로 정리할 수 있다. 이에 대해 자세히 살펴보자.

1) 부정적인 심리적 방어기제

우리가 길을 가다가 차가 오면, 옆으로 피해서 간다. 이는 우리 자신을 물리적 위협으로부터 보호하기 위한 의식적, 또는 무의식적 방어이다. 이와 마찬가지로, 우리는 우리의 마음이 상처입지 않기 위해 의식적이든 무의식적이든 스스로를 방어한다. 이러한 심리적 방어기제는 누구에게나 있으며, 건강한 방어기제와 건강하지 못한 방어기제가 있다. 여기서는 건강하지 못한 방어기제를 소개한다. 알코올에 의존되면서 공통적으로 나타나는 부정적 방어기제들이 있는데, 이러한 방어기제 때문에, 의존자의 병은 점점 더 깊어지고, 회복은 더욱 어려워진다. 여기서 소개하는 방어기제들이 나에게 해당되는지 잘 살펴보고, 이를 잘 극복하는 것이 회복을 위한 첫 단계이다. 부정적 방어기제들은 다음과 같다.

(1) 부정

자신의 음주 문제를 인정하지 않는 것이다. "나는 의존자가 아니다", "나는 술 문제가 없다, 억울하다." 이렇게 이야기하는 의존자들이 많다. 특히 입원 초기에는 대부분의 환자들이 이렇게 반응한다. 그러다가, 병에 대해 인식하고, 변화가 꼭 필요하다는 것을 마음으로 느끼는 순간, 부정의 벽은 무너지기 시작한다. 주변 사람들과 치료자들은 자신의 문제를 인정하지 못하는 환자를 보면서, 거짓말하는 환자가 야속하고 밉고 어이가 없을 수 있다. 하지만, 이러한 부정은 매우 단단한 방어기제로서, 이 문제의 극복은 그렇게 쉽지 않다. 이 방어기제에 사로잡혀 있는 의존자의 마음을 돌리고, 그가 자신의 문제를 보게 하는 데까지는 많은 시간과 노력이 필요하다. 이 방어기제는 모든 의존자들이 경험하는 것으로, 가장 대표적인 방어기제이다. 부정을 깨고, 자신의 문제를 있는 그대로 인식하는 것이 회복의 1단계이고, 이것이 잘 되면, 그 다음 단계는 비교적 순조로울 수 있다. 하지만, 이러한 부정을 극복하는 데에도 다양한 수준이 있다. 자신의 음주 문제에 대해 피상적으로만 이해하는 단계가 있다. "의사가 의존이라고 하니까, 의존인가 보다." "사람들이 문제가 있다고 하니까 그런 것 같기도 하다." 또는 머리로만 이해하는 단계가 있다. "책을 보니까, 그렇게 써져 있다." "강의 내용을 들으니, '알코올의존' 인 것 같더라." 그리고 더 깊은 수준의 정서적 병식이 있다. 즉 마음으로 깊은 전율을 느끼며, "정말 이대로 살아서는 안 되겠다. 분명히 변화가 필요하다." "술을 반드시 끊고, 정말 열심히 살아보고 싶다." 라고 각오하는 단계가 있다. 이렇게 부정을 깨고, 자신의 문제에 대해 인식해가는 것을 '병식' 이라고 한다. 병식은 환자에게만 필요한 것이 아니라, 가족들에게도 매우 중요하다. 가족이 환자의 병에 대해 모르고, 환자의 회복에 걸림돌이 되는 경우를 자주 보게 된다. 의존자와 가족의 진정한 정서적 병식이 필요하다. 여러분의 병식은 어느 수준에 있는가?

(2) 최소화

자신의 문제를 부분적으로만 인식하는 것이다. 즉 사실들(음주력 등)을 은폐하고 축소해서 자신의 문제를 보지 않으려는 단계이다. "술 문제가 있기는 있는데, '알코올의존' 은 아닌 것 같다." "술을 많이 마시기는 하지만, 가족에게 피해를 끼친 적은 없다. 그냥 애주가라도 불러 달라."라고 반응한다. 물론 의존자의 이러한 말들은 사실이 아니다. 가족과 면담을 통해 확인해 보면, 가족들은 심한 고통과 공포 속에 있는 경우가 많고, 환자는 매우 심각한 알코올의존 상태이다. 하지만, 이러한 방어기제는 거짓말과는 틀리다. 실제로 환자들은 자신의 문제가 그렇게 심각하지 않은 것으로 믿고 있는 것이다. 자신의 문제가 그렇게 심각하고 많은 사람들에게 악영향을 미치고 있다는 것을 깨닫게 되는 것은 의존자에겐 너무나 충격적인 것이다. 하지만, 치료를 받게 되면서, 이러한 최소화의 방어기제는 서서히 무너지게 된다.

(3) 투사

환자들과 상담하다보면, 주변 사람들을 탓하는 것을 많이 듣게 된다. 의존자들은 자신이 술을 마시게 되는 것은 거의 남의 탓 이라고 말한다. "내 아내가 조금만 나에게 잘해 주었어도 내가 술을 마시지는 않았을 것이다." "시댁에서 너무 스트레스를 주어서 술을 마셨다." "이번에 재발된 것은 완전히 가족들 때문이다. 가족들이 하나도 안 변했다. 오히려 가족들이 치료를 받아야 한다." 이런 이야기들을 쉽게 접한다. 하지만 의존자가 술을 마신 것은 남의 탓이 아니다. 주변 환경과 다른 사람들을 비난함으로써 자신의 문제를 타인에게 전가시킨다. 이로 인해 환자 가족들은 심한 자책감이나 죄책감에 빠져서 우울해지는 경우도 많다. 하지만, 다양한 스트레스 상황으로 인해 음주를 선택하는 것은 알코올의존자 자신임을 명심해야 한다. 알코올의존 문제에서 회복중인 사람들은 더 이상 남을 탓하지 않는다. 회복자들은 작은 것에도 주변 사람들에게 늘 감사하고, 자신의 문제에 대해 스스로가 책임을 진다. 환자가 '부정'과 '최소화'의 방어기제를 극복하면서 병식이 형성되면, 점진적으로 '투사'도 줄어들게 된다.

(4) 합리화

자신의 음주에 대해 항상 핑계를 대면서, 자신이 술을 마실 수 밖에 없었음을 정당화하는 것이다. "이렇게 힘든데, 어떻게 안 마실 수 있는가? 한 잔만 마시자. 한 잔은 괜찮을꺼야" "음복은 해야 하지 않겠나?" "안 마시려고 하는데, 어른이 계속 권해서 어쩔 수 없이 마셨다. 웃어른의 마음을 상하게 할 수 없는 것 아닌가!" 이렇게 자신이 어쩔 수 없이 음주를 했다는 이야기를 많이 한다. 의존자들은 음주에 대한 갈망감이 강하기 때문에 의식적으로든 무의식적으로든 항상 술을 마실 기회를 엿보고 있으며, 음주를 촉발시키는 조그만 단서도 놓치지 않고, 구실을 대며 결국 마시는 습관이 있다. "상황이 별로 좋지 않으니까" "목이 너무 말라서", "딱 한 잔만 마시고 안 마시면 된다." 등의 다양한 이유를 대는 '음주 허용 신념'을 버려야만 회복될 수 있다. 마음속에 음주를 허용해 주는 약간의 틈이 있으면 재발되는 것은 시간문제이다. 음주를 위한 어떠한 변명과 핑계도 허용하지 않는 자세가 필요하다.

2) 정서 장애

알코올로 인한 심리적 변화 중에서 많이 나타나는 중요한 문제 중의 하나가 정서적인 고통이다. 알코올의존자의 70~80%가 다양한 수준의 우울증을 겪는다고 한다. 알코올의존이 되면서, 신체적 건강이 악화되고, 직업 능력이 떨어져서 경제적 손실도 커지고, 가정에서의 불화 및 사회적 관계의 어려움들이 커지면서, 자연스럽게 심리적인 안정감이 깨지고, 우울증이 오는 경우가 많다. 또한 현재 상황에 대해 부적응을 보이거나 안절부절 못하거나 극심한 불안장애를 보일 수 있다. 또한 우울과 조증의 상태가 반복해서 나타나는 양극성장애를 동반하기도 한다. 가끔 알코올의존이 되기 전에 정서적인 장애가 있어서, 이러한 정서장애로 인해 알코올의존이 되는 경우도 있다. 아무튼, 알코올의존이 되기 전에 기분장애가 있었는지 여부와 관계없이, 알코올의존이 진행되면서 정서적인 문제는 점점 더 악화된다. 알코올의존에서 회복하려면, 현재 이 시점에서 자신에게 정서 장애가 있는지에 대해 진단을 받아볼 필요가 있고, 정서장애가 있다면, 이 부분에 대한 전문적 치료가 병행되어야 알코올의존에서 회복될 수 있다. 아무리 술을 끊으려고 마음을 먹어도 심한 불안이나 우울 상태에서는 다시 재발할 가능성이 높기 때문에, 정서적인 편안함을 유지하는 것은 매우 중요하다.

3) 성격 변화

원래 타고난 성격 특성과 알코올의존이 진행되면서 나타나는 환자의 성격 특성은 많이 다르다. 원래 자신의 성격이 아니라고 하더라도, 상황과 환경의 변화에 관계없이 지속적으로 반복된다면 그 모습 또한 환자의 성격인 것이다. 좋고 나쁜 성격이 따로 있는 것은 아니지만, 의존자가 술을 멀리하고 회복의 길을 가는데 방해가 되는 심리적 특성들이 있다. 모든 알코올의존자들이 이런 특성이 나타는 것은 아니지만, 많은 경우에 이러한 변화들이 일어난다. 다음에 제시되는 특성들 중에 자신에게 해당되는 것이 있는지 살펴보자.

(1) 자신감의 상실

알코올의존이 진행되면서 많은 것들(신체적 건강, 주위의 신뢰, 능력 등)을 잃게 되면서 자신감이 떨어진다. 아무리 유능하고 밝은 성격이라 하더라도 알코올 의존이 진행되면서 모든 것이 멀쩡하게 유지될 수는 없기 때문에 스스로에 대한 자긍심이 낮아지고, 자신의 능력과 미래에 대해 부정적인 생각을 하게 될 확률이 높다. 또한 반복되는 좌절 경험이나 재발로 인해 만성적인 무력감에 빠지는 경우가 많다. 이러한 특성은 자칫 우울증이나 '자기 비하', '자기 증오' 또는 '자포자기'로 발전할 수 있기 때문에, 회복의 과정에서 매우 경계해야 할 특성이다.

(2) 의존성

알코올의존은 여러 상황에서 지속적으로 알코올에 의존하는 질병이다. 힘든 일이 있거나 즐거운 일이 있거나 거의 자동적으로 술에 의존하게 되는 것인데, 이러한 의존성은 다른 영역으로까지 확대될 수 있다. 성인이 되어서도 부모님께 계속 의존한다거나, 배우자에게 의존하며 스스로 경제적인 활동을 하지 않고 지내는 경우가 많다. 또한 현실적인 어려움에 직면했을 때에도 적극적으로 문제를 해결하기보다는 '가족들이 문제를 해결해 주겠지.' 라는 의존적인 태도를 보이는 경우가 많다. 이러한 의존성은 알코올의존자들에게 매우 흔하며, 경제적 독립과 심리적 독립이 모두 이루어져야 안정적으로 회복될 수 있다.

(3) 충동성, 반사회성

즉각적으로 일어나는 부정적인 감정을 참지 못하거나, 자신의 욕구가 좌절되는 것을 인내하지 못하는 경우가 많다. 또한 권위적인 대상이나 윗사람의 이야기에 대해 반항심이나 반발심을 갖는 경우가 있는데, 이러한 충동성과 반사회성은 대인관계에 어려움을 가져온다. 특히 충동적이고 급한 성격 등은 유전적인 요소가 많아, 쉽게 교정되는 부분이 아니기는 하지만, 감정을 조절하지 못하고 충동적인 행동을 다스릴 수 없다면 쉽게 재발하게 될 것이다. 이는 사회 기술 훈련, 인지행동치료 및 스트레스 관리 등의 프로그램을 통해 개선될 수 있다.

(4) 부정직성

알코올의존자들은 술과 관련된 거짓말을 많이 한다. 술을 마시고도 "안 마셨다." 다섯잔 마시고도 "한잔 마셨다." 등의 직접적인 음주와 관련된 거짓말부터 시작해서, 술을 감춰놓고 마시는 행동 등 다양하다. 하나의 거짓말을 하게 되면 또 다른 거짓말이 생길 수 밖에 없다. 알코올의존에서 회복되는 길은 솔직함과 겸손함에서 시작된다. 따라서, 술과 관련해서 뿐만 아니라, 자신에 관한 많은 것들을 정직하게 있는 그대로 들여다보는 노력이 필요하다.

(5) 미숙함

알코올의존자들과 상담하다보면, 이들의 미분화된 어린아이 같은 감정들을 많이 접하게 된다. 성인기, 장년기, 심지어 노년기에 있음에도 불구하고, 이들의 마음 상태는 지극히 자기중심적이고 타인에게 이해 받으려고만 하는 특성들이 많이 발견된다. 이는 아마 알코올의존으로 인한 부정적인 방어기제들이 생기고, 건강하지 못한 '의존적 사고'가 많아지는 것과 관련이 있어 보인다. 알코올의존이라는 병이 진행되면서, 정신적인 성장을 저해되고, 오히려 어린시절의 유아적 수준으로 퇴행되는 것 같다. 스스로 자신의 생각들이 합리적인지, 지나치게 이기적이거나 자기중심적이지는 않는지 살펴볼 필요가 있다.

(6) 수동성, 수동공격성

대인관계를 할 때 자신의 의사를 충분히 잘 전달하는 능력은 회복을 위해 매우 중요하다. 하지만, 성격이 지나치게 내성적이거나 소극적이고 수동적인 경우, 자신의 표현을 억압하고, 혼자서 참다가 결국은 음주를 하면서 크게 폭발적으로 화를 내는 경우가 있다. 술을 마셔야만 마음속에 있는 이야기들을 하는 사람들은 단주하기가 어렵다. 술을 마시지 않고도 자신이 하고 싶은 말을 할 수 있는 대화 기술을 익히는 것이 매우 중요하다. 그리고 스트레스가 쌓여서 마음속이 병들지 않도록, 적절히 스트레스를 해소해 주는 것이 필요하다.

(7) 과민성

지나치게 예민한 사람들은 다른 사람들이 그냥 지나칠 수 있는 문제들도 스트레스로 받아들여 마음의 병을 키운다. 작은 일을 크게 생각한다거나, 강박적으로 어떤 문제에 집착한다거나, 삶 전반에 대해 부정적으로 생각하는 사고방식 등은 우리를 피곤하게 만든다. 다른 사람들의 언행에 지나치게 민감하게 반응하지는 않는지, 타인의 비난이나 조언에 대해 내가 과도하게 화를 내고 있지는 않은지 점검해 보자. 지나친 과민성은 수면장애 및 심인성 신체질환 등을 유발할 수 있다. 마음을 차분하게 갖고 평온함을 유지하기 위해 노력하는 것이 필요하다.

(8) 대인관계 기피

알코올의존이 되면서 다른 사람들과의 만남을 줄이고, 어느 순간 거의 혼자 술을 마시는 데 대부분의 시간을 허비하는 경우가 많다. 부정적 사고가 커지면서 스스로 자신감이 떨어지고, 사람들을 만나도 즐겁지 않고 부담스럽게만 느끼게 된다. 혼자만의 세계에 빠져들면서 점점 더 외톨이가 되는 것은 회복에 절대적으로 방해가 되는 것이다. 우리가 힘들 때 타인에게 받는 긍정적인 힘은 매우 큰 것이다. 지나치게 대인관계가 위축되어 있는지 살펴보자.

2. 회복을 위해 점검해야 할 성격적 약점

알코올의존으로 인해 부정적인 심리적 방어기제, 정서 장애, 성격 변화 등의 심리적 변화가 생기는데, 회복의 과정에서 우리가 스스로를 점검하는 것이 매우 중요하다. 다음은 알코올의존을 이기기 위해 점검해야 할 성격적 부분들을 정리한 것이다.

※ 다음의 특성 중 나에게 해당되는 것이 있다면, 번호에 'O' 표 하고, 왜 그런지 그것에 대해 생각해 봅시다.

① 자만심
② 탐욕(욕심)
③ 무절제한 육체적 욕망
④ 질투심
⑤ 다른 사람에 대한 복수심(분노)
⑥ 폭음, 폭식
⑦ 게으름
⑧ 이기주의
⑨ 변명하는 태도(정직하지 못함)
⑩ 속이 좁음
⑪ 성급함(참을성이 없음)
⑫ 자기 연민
⑬ 우울증
⑭ 불안
⑮ 완벽주의
기타____________________

3. 우리가 해야 할 일

우리의 최종적인 목표는 '온전한 회복'으로 가는 것이다. 이를 위해 나의 심리적 변화를 점검하고 긍정적인 방향으로 성장시키는 것이 매우 중요하다. 성격은 변화가 가능할까? 쉽지는 않겠지만, 오랜 시간 동안 열심히 노력하면 변화가 가능하다. 그러면 어떤 노력들을 해야 할까?

1) 나의 성격의 장단점을 파악한다. 심리검사를 통해도 좋고, 스스로의 점검과 치료자, 그리고 주변인들과의 대화를 통해 철저히 분석한다.
2) 온전한 단주생활에 방해가 될 만한 특성들을 따로 기록하여, 각각의 특성에 대한 개선 방안을 치료자와 상담을 통해 찾고, 이를 실천한다.
3) 이 책에서 제시한 성격적 약점 목록들을 매일 매일 점검하며 스스로를 통제한다.

제5장

알코올이 가족에게 미치는 영향

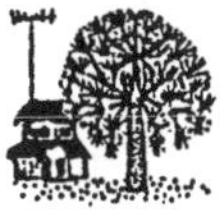

알코올의존은 친밀하고 밀접한 가족관계에 부정적인 영향을 미치는 가족병이다. 이 질병을 치료하기 위해서는 알코올의존에 걸린 환자는 물론 그 가족의 역할 또한 중요하다. 따라서 알코올의존 환자와 더불어 가족들은 알코올의존이 신체적, 정신적, 심리적, 행동적으로 어떠한 영향을 미치는 질병인지 인식하는 것이 필요하다. 또한 환자 가족은 알코올의존이라는 가족병의 영향으로 나타나는 역기능적인 양상, 즉 알코올의존이 가족과 자녀에게 미치는 영향이 무엇인지 알아내는 과정을 통하여 가족 내 문제점을 파악하고 가족구성원 모두가 변화를 가져오도록 돕는 것이 필요하다. 이를 알코올의존의 가족치료라 할 수 있겠다. 이는 궁극적으로 알코올의존 환자가 자신의 의존문제를 잘 해결할 수 있도록 돕고 가족을 환자의 치료과정 속에 포함시키는 것을 말한다.

〈참고〉 알코올의존의 가족치료는 환자가족의 알코올의존 치료의 동기부여와 함께 가족 내 상호작용하는 역기능적 양상을 파악하여 환자와 더불어 가족 모두가 역기능적 양상에 대한 치료를 실시하고자 함이다. 궁극적으로 알코올의존 질병은 가족체계로부터 치료과정에 들어와서 다시 가족체계로 돌아가는 가족병이므로 환자뿐 아니라 환자가족들의 인생의 질 자체를 향상시켜 보다 나은 삶을 살 수 있도록 돕는 것을 치료의 목표로 하고 있다. 따라서 가족치료는 환자 치료뿐 아니라 알코올의존 환자의 가족 모두를 치료하는 데 목적이 있다.

1. 알코올의존을 왜 가족병이라 하는가?

알코올의존은 흔히 말하는 질병(암, 당뇨, 결핵, 심장병 등)과는 전혀 다르게 반응한다. 육체적인 질병에 걸리면 그 병에 대해서 알고자 노력하고 치료받기를 원하지만 불행히도 알코올 환자들은 병에 걸렸다는 명백한 증세가 나타나도 치료받기를 거부하고 부인한다. 이러한 양상은 환자 가족에게도 마찬가지로 나타난다. 따라서 알코올의존은 친밀하고 밀접한 가족관계에 해를 끼치고 의존자만큼이나 가족 내 다른 구성원의 기능이나 역할에 손상을 입히기 때문에 가족병(Family Disease)이라고 한다.

알코올의존 환자의 가족들은 알코올의존이 환자 자신의 육체뿐 아니라 대인관계까지도 병들게 한다는 사실은 이해하면서도 정작 가족 자신들이 알코올의존 환자의 행동 속(대부분의 증상)에 포함되어 있고 알코올의존 환자의 행동에 반응하게 된다는 사실은 인지하지 못한다. 이러한 증상으로 나타나는 양상으로는 가족은 알코올의존 환자를 조절, 보상, 숨기려하고 자신을 비난하며 상처를 받기도 하고 그 결과 불안을 느끼게 되기도 한다.

사례 1

알코올의존자의 배우자는 "내가 내조를 잘하면 남편이 술을 더이상 먹지 않겠지", "우리 남편은 그렇게 심하지 않아, 남들처럼 직장에서 해고를 당한 것도 아니고.... 알코올의존은 무슨 알코올의존.... 단지 술을 좋아하는 애주가일 뿐이야"....라고 반응하며, 환자의 술 문제의 심각성을 인식하지 못한 채 "술만 끊으면 모든 것이 다 해결 될꺼야"라고 인식한다.

대부분의 환자가족은 환자에게 책임이 있음을 분명히 알면서도 그 책임을 대신 감당하며 알코올의존에 대한 잘못된 인식을 가지고 있으며 술로 인해 병원까지 입원시키고도 알코올의존을 심각하게 받아들이지 않으려 한다. 또한 환자의 생활상의 태도변화(심리. 정신적. 행동적 증상치료)를 기대하기보다는 단지 술만이 문제가 된다고 생각한다. 알코올의존에 대한 잘못된 이해는 "알코올의존이 아닐지도 모른다, 아직 의존은 아니야"라는 가족의 혼란을 야기 시키며 환자를 더욱 심한 알코올의존으로 빠져들게 만든다.

알코올의존에 대한 잘못된 인식은 환자와 같이 가족들도 "그 정도는 아니야, 아직은 괜찮아, 아직은..."라고 스스로를 위로하고 알코올의존 질병을 "의지가 약한 사람, 결단력이 부족한 사람"으로 이해하곤 한다. 이러한 이유로 병원에 입원하는 것을 수치스러워하기 때문에 치료의 기회마저 잃게되거나 제대로 된 치료를 받지 못하는 결과를 초래하기도 한다. 따라서 알코올의존 환자가 보이는 신체적, 심리적, 정신적, 행동적 증상에 대해 환자 가족이 대처했던 태도들에 대한 재인식을 통하여 가족의 역기능적 양상을 드러내 줌으로써 가족도 부정하고 있다는 사실을 알려주어야 한다.

사례 2

병원에 입원시킨 알코올의존 환자의 가족들 특히 배우자의 경우 "우리 남편은 내가 잘 안다. 그동안 의지가 약하고 스트레스가 많아서 술을 좀 마셨지, 술을 끊는다고 맹세하니 이 정도면 치료된 것 같다", "어느 정도 신체적으로 회복되었으니 퇴원하겠다", "자기가 사람이면 자기가 한 말에 대해 책임을 지겠지, 이 정도면 정신 차렸겠지" 등 환자의 상태와는 관계없이 환자가족의 욕구가 어느 정도 만족되면 치료를 중단하게 된다.

위 사례는 치료과정 중 빈번하게 나타나는 예로 이 또한 가족병의 병리적인 증상으로 알코올의존에 대해서는 다른 질병과는 달리 치료자의 판단보다는 환자의 말을 그대로 믿고 치료자를 신뢰하지 못하는 경우가 많이 나타난다. 이는 그동안 공동의존 상태에 있어 환자의 감정이나 표현에 그대로 반응하던 습관으로 환자의 가족들은 올바른 판단을 하지 못하는 경우에서 비롯되는 것이다. 더더욱 심각한 것은 알코올의존자 가족은 알코올의존에 대한 이해부족으로 치료자의 진단이나 판단이 아닌 알코올의존 환자와 마찬가지로 가족들이 진단하려 하고 환자상태를 판단하려 한다는 것이다.

알코올의존이 얼마나 심각하고 교활한 질병인지에 대해 올바른 병식을 주는 과정은 환자뿐 아니라 환자의 가족에게도 동시에 개입이 되어져야 한다. 알코올의존은 치료될 수 있는 질병임을 인식시키고 치료진과의 환자 가족이 신뢰를 바탕으로 한 치료적 동맹관계 형성을 유도하여야 한다. 치료적 동맹관계가 형성되어 병에 대해 인식하는 가족은 치료과정이 계속 진행되나 환자의 행동양상에 그대로 반응하는 가족은 치료의 기회마저 중단된다. 이러한 이유에서 제대로 된 충분한 치료를 받지 못하고 퇴원하는 경우는 결국은 재발과 재입원의 반복으로 이어진다.

2. 공동의존이란?

대부분의 알코올의존 환자의 가정에서 나타나는 부부관계의 양상을 살펴보면, 알코올의존 환자의 부인은 "환자가 가정생활을 파괴한다"고 비난하며 환자는 부인이 빚어내는 "문제의 가정에서 적응하기 위해서 술을 마시지 않을 수 없다"고 합리화시킨다. 이는 부부가 서로 비난하고 책임을 전가시켜 환자의 알코올 문제는 더욱 심화되고 배우자는 상처를 입게 되며 알코올 문제는 해결되지 않는 채 이러한 잘못된 양상은 계속 지속되는 결과를 초래하게 된다. 즉, 알코올의존 환자는 단주와 폭주를 반복하게 되고 부인은 이러한 어려운 상황을 도피하려는 노력과 함께 환자를 돌봐야 한다는 서로 다른 두 감정(양가감정)을 가지게 된다. 이러한 과정 즉 알코올의존자와 지속적인 관계를 가지며 생활하는 가장 가까운 배우자나 자녀들이 알코올의존 환자의 증상에 감정적으로 반응하여 문제를 정상적으로 처리하지 못하게 되는 상태를 공동의존이라고 한다.

사례 1

알코올의존 환자는 "나는 아무 문제없어, 그러니 부인인 네가 더 잘해주고 주위환경이 변하고 사회가 변하면 나는 술 먹지 않을 수 있어"라고 하는 것과 마찬가지 양상이 가족에게도 나타난다. 알코올의존에 걸린 환자의 가족 특히 배우자는 "내가 무슨 문제가 있어, 환자인 남편이 변하면 되지, 남편이 술만 먹지 않으면 모든 일이 해결될 텐데, 왜 환자도 아닌 나보러 뭘 변하라고 하는 거야?"라고 부정하며 가족 자신이 환자의 질병에 반응하며 그동안 환자와 함께 더불어서 나타난 변화된 성격적인, 감정적인 부분을 인정하지 않는다. 또 다른 공동의존 상태에 있는 가족의 반응의 예는 지나치게 병의 원인이 가족의 잘못에서 오고 알코올의존을 치료하는 것도 가족의 책임이라 생각하며 괴로워하며 질병을 자신의 가족의 문제로 잘못 인식하는 형태로 나타나기도 한다.

알코올의존은 가족이 질병의 원인이나 책임이 있는 것이 아니라 단지 이 질병 자체가 환자 및 가족을 와해시키고 서로 간에 감정적인 피해를 입히는 질병임을 인식하여야 한다. 또한 알코올의존이라는 질병을 치료하기 위해서 환자와 함께 가족이 스스로 노력해야 하고 가족 구성원 각자가 자신을 잘 돌보고 스스로에게 충실해야 하며 알코올의존은 반드시 치료될 수 있는 질병임을 인식하여야 한다.

사례 2

알코올의존 환자의 치료과정 중 흔히 나타나는 양상은 환자의 감정적인 협박이다. "퇴원하면 부인을 당장 입원시키겠다", "내가 치료될 것 같으냐? 내가 마음먹기 나름이지", "퇴원 안 시키면 이혼하겠다"며 환자 가족을 혼란에 빠뜨린다. 또한 "병원에서 해주는 것 하나 없다." "알코올의존 환자에게는 약도 주지 않는다." "병원에서 고치는 것이 아니라 내 의지력으로 고치는 것이다.", "이런 상태로 병원치료자 말만 듣고 내 말은 듣지 않으면 퇴원해서 술을 더 마실 것이다. 어디 내가 술을 끊나 두고 봐라."라는 알코올 환자의 감정적인 협박과 알코올의존에 대한 부정을 환자의 가족은 사실이라 믿고 환자와 함께 치료자에 대해 적개심과 계속되는 의심을 갖게 되며 누구의 말을 들어야 옳을지 환자와 치료자 사이에서 혼란을 겪게 된다. 이는 알코올의존이 마치 환자 자신의 의지로 고칠 수 있는 질병인 것처럼 가족과 퇴원을 매개체로 알코올 게임을 하게 되는 것이다. 이러한 환자들의 감정적인 협박을 그대로 믿고 받아들이는 양상이 질병의 증상임을 아무리 인식시켜도 환자의 가족은 불안해하며 환자의 증상에 그대로 반응하여 치료 자체를 중단하게 되어 입,퇴원을 반복하는 결과를 초래하기도 한다.

3. 가족이 왜 환자 치료에 참여하여야 하는가?

궁극적인 알코올의존의 회복은 환자뿐 아니라 가족 또한 점진적으로 인식, 수용, 변화가 일어나는 하나의 치료과정이다. 알코올의존의 가족치료는 알코올의존 환자로 인하여 공동의존된 역기능적 양상을 바꾸도록 노력하는 것을 말한다. 즉, 환자의 치료와 함께 환자의 가족도 변화되어야 한다. 그러기 위해 가족이 노력해야 할 부분, 즉 환자의 치료를 위해 병원과 환자가 모든 것을 담당하는 것이 아닌 가족 자신의 행동양상이 바뀌어서 가족도 치료에 동참하고 보조치료자 역할을 할 수 있도록 환자의 가족을 돕는 것을 말한다. 가족은 환자치료에 관여되어 환자뿐 아니라 가족 스스로 자기 자신의 방어와 역기능을 인식하고 수용하도록 지지되어야 한다. 가족면담에서 공동의존으로 인한 충동들을 직면시키고 경험한 감정들을 표현함으로써 그 감정을 다시 경험하고 그 과정을 통해서 자기용서와 자기수용, 원한과 슬픔을 표현하여야 한다. 또한 건강문제, 스트레스와 관련된 만성적 증상 치료 등 공동의존 증상에 대한 치료 목표를 개별상담과 가족면담을 통해서 치유하여야 한다.

알코올의존이 가족에게 주는 영향과 가족이 알코올의존 증세의 악화, 지속, 치료 및 회복에 주는 영향은 상호 순환적이기 때문에 알코올의존 치료에 있어서 가족의 개입은 매우 필수적이다. 즉 환자 배우자의 행동이 더욱 병리적인 음주행위를 지속적으로 유지하도록 조장하는 역할을 하며 때로는 가족 전체가 알코올의존 증세를 악화시키는 데 강하게 기여한다.

알코올의존 환자가족의 이러한 병리적인 기능에 대한 첫 번째 치료적 접근은 환자의 음주를 중단하게 하는 것이다. 따라서 가족은 스스로를 재구조화 할 수 있고 이전의 건강한 수준으로 기여할 수 있게 된다. 두 번째 치료적 접근은 가족에 대해 의존에 대한 교육을 통해 가족과의 협력관계(치료적 동맹관계)를 발전시켜 나가는 것이다. 이에 따라 가족들은 자신의 갈등이나 혼란에서 벗어나는 기회를 가지게 된다. 이렇듯 환자와는 상관없이 가족들이 변화를 일으키기 시작할 때 알코올

의존자 자신들도 스스로 단주 할 수 있는 가능성을 찾게 된다. 따라서 성공적인 알코올의존의 치료는 전체 가족을 치료체계에 개입시키는 기회를 제공할 수 있어야 하며 가족문제와 음주행위 사이의 잠재적인 연관성을 조사하고 이를 치료과정에 포함시켜야 한다.

<단계별 치료적 개입과정>

1단계 : 질병으로서의 알코올의존

환자의 술 문제, 술과 관련된 제반 문제들 속에서 환자의 문제와 가족 자신들의 힘들었던 점들을 치료자에게 꺼내놓고, 그 동안 나타났던 환자 및 가족의 변한 행동이나 성격적인 부분들이 알코올의존의 질병이라는 것을 인식하는 단계이다.

2단계 : 가족병으로서의 알코올의존

환자의 가족은 환자의 술 문제로 인해 가족 자신의 감정을 제대로 표현해 보지 못하고, 환자의 기분이나 태도에 따라 반응했던 것과 가족 스스로의 감정과 고통들에 대해서 인식시킴과 동시에 가족 또한 기능의 손상을 입게 되는 가족병이라는 것을 인식하는 단계이다.

3단계 : 공동의존으로서의 알코올의존

환자가 술 마신 후 나타나는 행동과 성격적인 부분들에 따라 반응하는 환자 가족의 생활 및 행동양상에 대해 해석해 줌으로써 알코올의존이 가족병이고 공동의존 상태에 있음을 인식시킨다. 즉 가족도 환자의 술 문제에 의해 변화되었다는 점을 인식하는 단계이다.

4단계 : 환자의 방어기제에 따른 역기능적인 가족양상

알코올의존에 대해서 가족의 인식이 생기면, 환자가 술에 의존된 상태에 나타나는 부정, 합리화, 감정적인 협박 등에 대해서 솔직하게 환자에게 "당신의 이러한 점이 문제다"라고 이야기 해볼 수 없었던 부분들을 가족이 환자에게 직면할 수 있도록 도와주며, 가족들이 환자의 알코올의존 증상에 반응하여 갖게 되는 책임감, 죄책감, 소외감, 고립감 등 환자의 술 문제로 인해 가족이 느끼는 힘들었던 점들에 대해서 환자와 함께 털어놓고 이야기 할 수 있도록 용기를 주며 이러한 과정을 통해 환자 및 가족이 회복되어 간다는 것을 인식하는 단계이다.

5단계 : 문제해결 방법 및 의사소통 기술

입원 초기에서부터 치료과정을 마칠 때까지 반복적으로 경험하게 한다. 이는 환자와 함께 살아야 하는 배우자, 가족에게 환자와의 의사소통 기술을 증진시키고자 함이고, 궁극적으로는 공동의존 상태에 있는 가족의 보다 직접적인 감정표현과 태도변화가 있어야만 알코올 문제에 있어 해결점을 찾는 방법을 익힐 수 있고 이를 통해서 치료가 되는 질병이라는 것을 인식하는 단계이다.

4. 가족(배우자)의 유형

1) **순교자형** : 가장 대표적이고 일반적인 알코올의존 환자의 배우자에게 나타나는 양상이라고 할 수 있다. "내가 좀 참으면 술을 더 마시지 않겠지", "내 탓이다. 내가 좀 잘할 걸..."하는 식의 반응을 보인다. 이는 배우자의 술 문제를 병으로 인식하지 못하고 배우자 자신의 문제라 여기며 죄책감마저 느끼게 된다. 병원에 입원을 시킨 후에도 이러한 양상으로 인해 치료의 장(場)에서도 많은 혼란을 일으키게 된다.

2) **박해자형** : 순교자형과는 전혀 다른 방법으로 반응하는데 알코올의존 초기에는 알코올문제를 해결하려 노력하지만 알코올 문제가 심각해지고 진행되면서 환자에 대해서 좌절하고 분노가 생겨 적개심을 표현하게 된다. "차라리 죽어버렸으면 좋겠다", "이혼하자", 더 이상은 견디지 못하고 배우자를

폭행하는 경우가 생긴다.

3) **술친구형** : 주로 배우자와 술을 함께 마셔온 부부관계에서 많이 나타난다. 배우자의 술 문제를 심각하게 여기지 않고 오히려 술 마시는 것을 조장한다. "그래, 좋다. 오늘은 나랑만 마시고 입원하지 않을 정도만 마시자" 때로는 알코올의존 환자의 배우자는 환자의 음주양상에 대해서 자신도 모르게 익숙하게 되어 문제 해결을 술로 하게 되면서 환자와 함께 알코올의존환자가 되어 함께 치료를 받아야 경우가 종종 있다.

4) **냉담자형** : 환자의 술문제로 인해 입·퇴원을 여러 번 반복한 이후에 배우자에게 많이 나타나는 양상이다. 이 병원 저 병원의 여러 번 반복되는 치료에 지치고 힘든 나머지 환자 치료에 별 관심이 생기지 않고 "이전에 다 해봤는데 소용이 없고, 선생님이 아직 잘 모르셔서 그런다", 마지못해 "하여간 잘 치료해 달라"며 입원시킨 후 면회도 거의 오지 않는 경우이다. 이 경우 잘 살펴보면 알코올 의존 치료를 제대로 받아보지 않고 잠깐의 해독치료만 한 경우와 오래 입원생활을 했다 하더라도 환자가 진정한 변화를 가져오지도 않은 시기에 입·퇴원만을 반복한 경우가 대부분이다.

5) **공모자형** : 무슨 문제가 생기면 늘상 해오던 습관대로 술을 사다주고 마시게 하여 배우자 자신의 불안을 감소시킨다. 오히려 술 문제를 회피하고 알코올 문제를 심각하게 하며 술 마시지 말라고 하면서 뒤에서는 늘 술 사다 주는 역할을 하게 된다. 결국 환자를 알코올 의존자로 만들어야 배우자 자신의 행동이 합리화되어 "이 만큼 고생한 것을 남들이 알아줄꺼야"라는 착각으로 배우자의 술 마시는 행동을 조장하게 되는 것이다.

5. 자녀의 유형

1) **가족영웅, 위대한 아이 역할** : 주로 장남이나 장녀가 이에 해당된다. "우리 집안의 대들보, 눈에 넣어도 안 아플 자식"으로 표현된다. 이는 알코올의존자의 배우자로부터 "너만 믿고 산다"는 엄청이나 기대를 받고 자란다. 아이 노릇보다는 집안의 '작은 가장' 으로서 알코올의존 환자가 담당해야 할 역할을 대신하게 되는 것이다. 이는 환자의 배우자에게 지나친 책임감을 부여받아 아이로서 적절히 성장하기보다는 우리 집안을 걱정하는 부적절한 책임감을 많이 하며 자라게 된다.

2) **가족문제아, 비행아, 희생자 역할** : 집안의 골칫거리 이며 가족에 대한 불만을 표현하기위해서 문제(가출, 약물남용

등)를 일으킨다. 또 다른 반응은 자신이 가족문제의 근원이라 잘못 생각하여 자신을 학대하는 경우이다.

3) **잊혀진 아이, 잃어버린 자녀 역할** : 감정표현을 거의 하지 않으며 가족문제가 너무도 심각하여 자신이라도 조용히 살고 가족에게 피해를 끼치지 않도록 늘 조심한다. 집안에서 있는 듯 없는 듯 지내며 자기표현의 기회가 부족하여 늘 다른 사람의 주장에 이끌려 수동적으로 자란다.

4) **가족 마스코트, 귀염둥이, 익살꾼 역할** : 집안의 막내가 주로 해당되며 가족내 술 문제를 회피하고 분노, 슬픔, 고통 등을 완화시키려는 노력을 하는 역할을 한다. 이는 온 가족이 알코올의존 환자에게 초점이 되는 것을 자신에게 관심을 돌려 귀여움을 독차지하고자 하는 욕구에서 나타나는 것이다.

제6장

알코올의존의 치료

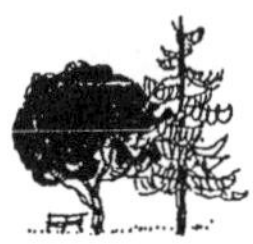

알코올 의존증에 대한 치료는 술을 끊는 것이다. 일시적인 중단을 의미하는 것이 아니라 술 없이 살아간다는 의미이다. 어떤 사람은 술을 끊어야 한다는 것에 동의하지 않는다. 어떤 사람은 술을 끊어야 한다는 것에 동의하지만 실천하지 않는다. 또한 어떤 사람은 동의도 하고 실천도 하지만 얼마간 유지하다가 다시 음주한다. 결과적으로 술을 마신다. 그러나 그 사람들의 치료적 정도는 차이가 있다. 중요한 것은 회복의 과정이 단 한 번의 노력과 실천으로 해결되는 것이 아니고, 여러 번의 위험과 실수가 동반될 수 있다는 것을 인정해주는 것이다. 개략적인 치료과정을 알아보고 이해함으로써 회복의 과정을 향해 노력하는 수많은 의존증 환자들이 좌절하지 않도록 도와 줘야 한다. 또한 가족들을 비롯하여 주위 사람들이 이 병의 회복과정을 이해함으로써 비난이나 감정적인 대응보다는 현명하고 현실적인 도움을 줄 수 있다.

1. 외래 치료

어느 정도 자신의 술문제를 인정하고 현재 사회생활을 유지하는 사람은 외래에서 치료를 할수 있다. 본인 스스로 여러 번의 노력에도 불구하고 단주를 유지하지 못하는 경우나, 사회적 압력에 대해서 적절한 대처를 못하는 경우에 외래치료는 많은 도움이 된다. 치료에 대한 동기와 과거의 노력과 실패 요인을 파악하고 현재의 음주 습관과 음주로 인한 부정적인 결과를 분석한다. 환자의 성격적 장점과 단점, 가족력을 파악하고 단주시 금단현상을 살펴본다. 기본적으로 약물치료가 우선시 된다. 약물치료에는 마지막 음주시기를 파악하여 해독약물을 사용할 수 있고, 항갈망제를 투여할 수 있다. 그리고 금단현상으로 인한 심리적 어려움이 있다면 항우울제나 항불안제, 불면증 약물 등을 투여할 수 있다. 약물치료 효과가 조금씩 나타날 때부터 알코올 의존증에 대한 기본적인 지식을 전달한다. 의존에 도움이 되는 필독서를 구입하여 정독하게 도와주고 이전에 알고 있는 잘못된 지식이나 편견이 있는 경우 도움을 준다.

일반적으로 사용되는 약물은 해독제의 경우에는 크게 두 가지로 구분한다. 간염이 의심되거나 존재하는 경우는 간에 독성이 적은 아티반 약물을 사용한다. 보통 초기 사용량은 환자의 나이와 신체적 조건 등을 고려하여 결정한다. 이 경우 금단현상에 대한 효과에서는 약간 떨어진다. 간염이 심하지 않은 경우 CDP(크로로다이아제폭사이드)라는 약물을 사용한다. 이 경우 단주로 인한 금단 현상에 도움이 많이 된다. 이 경우도 환자의 여러 가지 조건을 평가하여 약물의 용량을 결정해야 한다. 주의점은 항불안제 계통의 약물이므로 직업적인 운전을 하거나 집중하여서 일을 해야 하는 경우에 안전사고나 초기 약물의 효과로 인한 어려움에 대해서 설명이 필요하다. 그 외 사용되는 약물은 항갈망제로 아캄프로세이트를 선택할 수 있다. 이 약물은 신장을 통해서 배설되므로 어느 정도의 간손상이 의심되더라도 초기에 투여할 수 있다. 또한 날트렉손은 어느 정도 간이 회복되면 사용할 수 있다. 비타민 B_1(치아민)은 알코올로 인한 중추신경과 말초신경 손상에 도움이 된다. 사람에 따라 알코올로 인한 신경세포의 손상정도는 차이가 있다. 중추신경의 손상으로 인해 기억력과 이해력, 집중력이 떨어지는 경우가 많다. 특히 기억력의 저하는 환자 자신과 주위 가족들에게서 많이 보고된다. 그리고 말초신경의 손상으로 손발의 저림, 마비감, 통증 등을 호소하는 경우가 많다. 신경세포는 다른 세포와 달리 회복이 더디거나, 심한 경우 회복이 안 될수도 있다. 장기간 비타민 B_1을 복용하는 것은 중요하다. 간장약은 일반적으로 사용된다. 누구나 알코올이 간에 손상을 준다는 것에 대해서는 인정한다. 그러나 의존의 정도가 간 손상과 반드시 일치하지는 않는다. 어떤 경우 심한 의존현상이 있음에도 불구하고 간 손상은 경미한 경우가 있다. 반면 의존 자체는 심하지 않으나 간 손상이 심한 경우도 있다. 병식이 없는 경우 자신의 간 기능을 의존정도의 기준으로 생각하여 치료를 중단하거나 거부하는 경우도 많다. 일반적으로 알코올로 인한 간 손상은 지방간, 간염, 간경변이 있다. 알코올이 남용되어서 충분히 간에서 해독되지 않는 경우 지방으로 축적된다. 그리고 알코올의 중간 분해산물인 아세트알데히드는 독성물질로서 우리 몸에 피를 통해서 모든 신체장기나 조직으로 갈수 있으면 염증반응을 일으킨다. 반복적인 염증은 결과적으로 회복이 되지 않는 간경변으로 진행할수 있다. 지방간과 간염은 원인인 술을 중단하고 적절한 치료와 휴식을 통해서 회복될 수 있지만 간경변이 발생한 간부위는 회복되지 않는다. 일반적으로 알코올로 인한 간경변은 초기의 경우 예후가 나쁘지 않다. 간경변이 발생한 간 조직이외의 간을 회복하여 살아가는데 어려움이 없도록 할 수 있으며 원인인 술을 더 이상 마시지 않으면 남아있는 간 조직이 더 이상 손상되지 않으므로 잘 관리하면 생활하는데 큰 어려움 없이 살 수 있다. 그 외 장기간 음주를 하거나 습관적인 음주는 우울증과 불안장애 그리고 불면증을 유발한다. 우울증이나 불안장애, 불면증을 해결하기 위해서 술을 마시는 경우도 많다. 결국 술을 약으로 사용하는 경우 근본적인 치료가 되지 않으며 반복적인 사용은 알코올 의존증으로 진행되는 경우가 많다. 외래에서 심리적인 평가를 통해 적절한 치료를 하여야 한다. 특히 술을 중단하면 불면증에 시달리는 경우가 많고 이로 인해서 재음주가 되는 경우가 많다. 술은 잠을 유도하는 효과는 있지만 깊은 잠과 얕은 잠을 방해한다. 우리가 보통 잠을 잘 잤다는 개념은 적절한 깊은 잠과 얕은 잠을 취한 경우이다. 깊은잠은 우리의 머리를 쉬게 하는 기능이 있다. 하루를 보내면서 생긴 여러 가지 생각이나 경험 등을 잘 정리하여 다음날 새로운 기분이나 생각으로 출발하도록 도와준다. 얕은잠은 우리의 몸을 쉬게 하는 기능이 있다. 근육이 이완되고 하루 동안 지친몸을 쉬게 도와준다. 보통 하루 밤에 5~6회 정도 깊은 잠과 얕은 잠을 반복한다. 술을 수면유도제로 이용한 경우 술을 끊게 되면 일시적인 불면증을 경험한다. 적절한 수면제를 이용하여 깊은 잠과 얕은 잠을 방해하지 않고 수면을 유도함으로써 근본적인 수면문제를 도와주어야 한다.

신체적인 어려움이 해결되더라도 심리적 불안감과 우울감은 단주를 유지하는데 주된 방해요인이다. 그리고 사회적 압력은 성인 남성들이 단주를 결심하고도 쉽게 음주를 하는 원인이 된다. 약물치료와 상담을 통해서 이러한 심리적인 불편감을 해결해 주어야 한다. 내적인 원인이 있을 수 있고, 외적인 환경으로부터 오는 원인이 있을 수 있다. 환자에게서 고위험 상황을 인식하게 하고 고위험 상황에 대한 대처방법에 대해서 논의한다. 단주를 생각하고는 있지만 부정적인 감정상태나 만성금단현상에 의한 주기, 그리고 사회적 압력상황에서 첫잔을 허용하는 경우가 많다. 특히 사회생활을 하는 남성의 경우 자신의 건강을 유지하기 위한 취미나 스트레스를 해결하기 위한 활동이 없는 경우가 많다. 생활습관을 바꾸는 것이 매우 중요하다. 단주가 현재 가장 중요한 목표이고 실천과제이다. 우선 단주를 위한 행동을 먼저 하는 것이 중요하다. 규칙적인 운동 습관을 갖자. 반복되는 생활 속에서 운동은 스트레스를 해결하는 방법이고 긴장을 완화시키는 중요한 방법이다. 그리고 운동을 통해서 술을 마시지 않고 대인관계를 유지하거나 즐거운 시간을 보내는 방법을 깨우치게 된다. 주위사람에게 단주를 결심했다는 것을 알리고 도움을 청하라. 직장 동료나 상사 그리고 친구들에게 자신의 결심을 알리고 진심으로 도와주기를 청해야 한다. 처음에는 오해와 얼마나 가겠냐는 냉소적 놀림을 당할 수도 있다. 특히 과거에 단주를 결심하고 실패한 경우라면 사람들은 더욱 믿지 못한다는 반응을 보일 것이다. 실재로 단주를 결심하고도 주변사람에게 알리지 않거나 도움을 청하지 않아서 위기상황이나 재발을 하는 경우가 많다. 몇 번을 실패했는가가 중요한 것이 아니라 지금 단주를 위해서 노력하고 실천하고 있다는 것이 중요하다. 필요하다면 신앙생활을 권하고 싶다. 신앙생활은 우리나라에서 음주를 하지 않고 대인관계를 잘할 수 있게 해주며, 또한 자신의 인생관과 가치관에 중요한 지표를 주기 때문이다. 그리고 지속적인 단주를 위해서는 A.A(익명의 알콜 의존자)모임을 권한다. 아직까지 가장 많은 단주자들이 이 모임을 통해서 회복되고 있고 단주를 유지하고 있다.

2. 입원치료

대부분의 입원환자들은 자신의 문제를 부정하거나 가볍게 생각하는 경우가 많다. 그리고 입원에 대한 잘못된 편견과 왜곡된 사실을 알고 있는 경우도 많다. 우리나라에서 아직도 알코올 의존자만을 위한 치료시설이 부족하다. 그러다보니 부득이 하게 다른 정신과적인 질환을 가진 환자와 함께 치료받는 경우가 많고 많은 부작용이 나타나는 것은 사실이다. 환자들은 부정적인 이야기에는 매우 민감하다. 그리고 사실여부와 상관없이 받아들인다. 자신의 생각이나 감정상태를 평가하지 않는 상태에서 자신의 생각이 모두 옳다고 기억하기 때문에 왜곡된 내용이나 정보를 사실로 받아들인다. 타인이 자신의 생각에 도전하는 말을 하거나 상반된 이야기를 하면 매우 공격적으로 된다. 스스로 입원을 결정하지 못하고 가족들에 의해서 강제로 입원을 하거나 어쩔 수 없이 동의하여 입원하는 경우가 많다. 스스로 입원을 결정하더라도 자신의 변화보다는 입원한 사실을 통해서 가족과 타협하려는 경향도 많다. 입원 시 음주 상태에서는 해독치료가 우선이다. 보통 신체적인 금단현상은 3~5일을 정점으로 7~10일 정도 유지된다. 이 기간은 주로 수액과 영양제를 투여하면서 신체적 금단현상이 나타나지 않도록 도와주어야 한다. 이성적인 대화보다는 낯선 환경에서 적응할 수 있도록 자주 찾아보고 불편한 점이 없는지 물어보아야 한다. 보통의 경우 입원한 사실을 모르고 왔다가 자신이 입원된 것에 대해서 극도의 분노와 불안감을 갖게 된다. 자신이 이상한 곳에 끌려오지는 않았는가, 또는 앞으로 어떻게 될지에 대해서 불안해 한다. 가급적 자세히 입원한 상황을 설명해주고 평소 가족들이나 환자 자신이 술로 인해서 무엇을 걱정하고 힘들었는지 물어보고 앞으로 어떠한 치료를 받게 되는지 설명해주자. 이 기간 주로 사용되는 것은 포도당 주사액과 비타민을 혼합하여 사용하고, 약물로는 해독제와 항갈망제, 간장약, 위장약, 비타민제제 등을 사용한다. 시간이 지나면서 해독제의 용량을 줄인다. 주로 나타나는 신체적 금단 현상은 식은땀이 나고 손발이 떨리거나 통증이 올 수 있으며 심한 경우는 '경기'를 하는 경우도 있다. 나이가 고령이거나 당뇨나 혈압, 간경화처럼 중요 질환이 있는 경우는 진전섬망(시간과 장소, 사람에 대한 지남력이 없는 경우)이 발생할 수도 있다. 특히 안전사고에 대해서 주의해야 한다. 금단현상, 약물의 효과, 신체협응능력의 저하로 인해 넘어지거나 침대에서 내려오다 다치는 경우가 있을 수 있다. 심한 경우는 보호자나 간병인이 돌보아 주는 것이 좋다. 입원 초기 환자의 상태에 따라 각종 내과적 검사를 시행한다. 혈액검사, 소변검사, 방사선과 검사, 복부 초음파 검사, 심전도 등을 시행할 수 있다. 검사 결과를 가지고 환자에게 설명하면서 그 동안 신체적으로 힘들었던 점에 대해서 들어보고 지속적인 음주가 건강과 생명에 미칠 수 있는 영향을 설명한다. 심리적 금단현상으로는 우울감과 불안, 그리고 불면증을 호소하는 경우가 많다. 특히 불면증은 해독기간에 자주 발생하는데 적극적인 약물치료나 행동수정으로 치료한다. 수면을 잘 취함으로써 신체적 회복이 빨라질 수 있다. 해독기간에 치료자와 환자의 관계가 잘 맺어지면 치료에 순응하는 경우가 많다. 그래서 치료자는 초기에 환자에게 많은 관심과 치료적 개입을 하여야 한다. 해독기간이 지나면 병식을 개선하는 치료를 하여야 한다. 일방적인 교육과 지식전달보다는 환자가 이해할 수 있도록 접근하는 것이 중요하다. 환자가 힘들어하는 내용을 중심으로 음주가 삶에 미쳤던 영향을 설명해주고 그 동안 이해하지 못했던 술에 대한 통제능력의 실패가 자신의 의지나 노력이 부족했던 것이 아니라 신체적인 질병으로 더 이상 조절보다는 단주가 올바른 선택일수 있다는 것을 설명해 준다. 이 과정에서 수많은 저항을 받게 된다. 누구나 자신이 술을 조절하지 못하는 질병에 걸렸다는 것을 받아들이기에는 상처가 크다. 그리고 앞으로 술 없이 살아가는 것에 대해서 많은 두려움과 무기력감을 갖게 된다. 환자의 그런 마음을 인정해주는 것이 중요하다. 그러나 이것은 무서운 질병이고 올바르게 치료하지 않으면 더욱 더 많은 어려움과 불행한 삶을 경험하고 마지막에는 비참한 죽음을 맞이할 수 있다는 것을 알려줄 필요가 있다. 많은 사람들이 이 병과 싸워서 이기고 있고, 본인이 원하면 도움을 받을 수 있다는 것을 알려준다. 입원환자의 1/3에서는 자신의 질병을 인정하지 않고 퇴원을 하는 경우가 있다. 그런 경우, 퇴원 후에 바로 음주로 이어진다. 더 이상 가족과 치료진이 자신의 음주에 간섭하는 것을 허용하지 않기 위해 과격한 방법으로 또는 위협적인 방법으로 가족들을 괴롭히거나 통제하려고 한다. 이런 과정에 있는 환자는 '병원에 갔다 와서 더욱 병이 심해졌다' 라는 말을 하기도 한다. 그러나 이것은 변화를 두려워하는 자기 '방어'이다. 이 벽을 넘지 못하면 환자뿐만 아니라 가족들이 많은 고통을 받게 된다. 가족들은 변화하지 않으려는 환자의 방어방법을 깨뜨리기 위해서 최선을 다해야 한다. 실제로 이 벽을 넘지 못하고, '알코올 의존증은 치료가 되지 않는 병'이라고 포기를 하는 보호자를 만나게 된다. 이것은 모두에게 불행한 일이다. 치료자는 이 병을 이해하지 못하거나 지쳐있는 가족에게 저항의 과정을 설명하고 결코 포기하지 않도록 도와주어야 한다. 이미 가족들은 많이 지쳐있고 치료에 대해서 충분히 회의적인 경우가 많기 때문이다. 초기 가족과의 정보공유나 치료과정의 설명, 이 병의 특징과 환자의 성격적 특징을 공유하고 가족이 먼저 지치지 않도록 도와주어야 한다. 병식이 생겨서 자신의 문제를 인정하고 술 없이 사는 법을 배우고 싶어하는 환자는 가족과 다른 환자들 앞에서 자신의 문제를 시인하고 다짐을 하는 시간을 갖는다. 물론 아직 자신의 변화에 대해서 두려움과 불안은 있다. 주위에서 많은 격려를 해주고, 환자가 두려움과 불안함에서 벗어날 수 있도록 도움을 주어야 하며, 오늘 하루 삶에 충실하면 막연한 걱정과 두려움을 극복할 수 있다는 것을 가르쳐준다. 이후 생활은 개방병동에서 치료하는 것이 좋다. 자신의 생각, 감정, 행동에 대한 통제력을 갖도록 하는 것이 알코올 치료에 중요하기 때문이다. 환경적으로 통제된 공간에서는 자신에게 어떤 부분이 약하고, 어떤 자극에 생각과 감정이 쉽게 변할 수 있는지에 대한 검토를 하는 것이 어렵다. 많은 사람들은 안전한 공간에서 모든 것을 파악하고 싶어한다. 그러나 실제로 생각의 변화만으로는 단주를 실천하는 데는 한계가 있다. 개방된 환경에서 자신의 행동을 통제하는데 어떠한 어려움이 발생하는가에 대해서 검토가 이루어진다. 부정적인 생각이나 강박적인 생각이 행동의 통제를 어렵게 만들 수 있고, 우울감과 불안, 자기 연민 등의 감정이 쉽게 행동의 통제를 잃게 할 수도 있다. 통제된 공간에서 관찰되지 않거나 스스로 느끼기 어려운 부분을 개방된 환경에서는 알아낼 수 있다. 그동안 단주를 위해서 노력한 적이 있다면 그 때 사용했던 방법을 검토하여서 유용한 방법이라면 재시도를 하고 실패한 방법이라면 새로운 대안을 찾아야 한다. 대부분의 환자가 다른 사람 도움없이 혼자서의 방법으로 시도하다가 실패하는 경험이 많다. 그리고 반복된 실패를 방법상의 문제로 인정하기 보다는 자신의 무능력과 의지가 부족하다고 평가를 내리는 경향이 많다. 분명 어느 한 방법이 모든 알코올 문제를 해결할 수는 없다. 그러나 성공적인 단주를 하는 사람들의 방법을 검토하다 보면 공통적인 특징이 있음을 알게 된다. 더 이상 자신만의 방법이 아닌, 많은 사람들이 성공한 방법을 따르다 보면 자기에 맞는 방법을 찾을 수 있다. 그러기 위해서는 자신보다 위대한 힘에 의미를 느끼고 인정하여야 한다. 위대한 힘이란 신의 의미도 있고, 먼저 회복 중인 사람들을 의미하기도 하고, 기꺼이 회복을 바라면서 본인과는 다른 방법을 이야기하고 조언을 해주는 치료자일 수도 있다. 어찌되었건 기존의 방법이나, 나만의 방법이 아닌 검증된 방법으로 자신의 회복을 위해서 최선을 다해야 한다는 점을 인정해야 한다. 아직도 환자들의 생각이나 감정, 그리고 행동에는 음주로 인한 후유증이 있을 수 있고, 음주 문제를 야기했던 성격적인 특징이나 감정상의 어려움이 있을 수 있다. 위대한 힘을 받아들임으로써 모든 것을 혼자서 해야 한다는 책임감이나 '내가 할 수 있을까' 라는 두려움에서 벗어날 수 있을 것이다. 자신이 살아온 삶의 과정을 되돌아보는 것은 중요하다. 자서전을 통해서 객관적으로 자신을 평가 할 수 있을 것이다. 현재의 모습에 영향을 준 여러 가지 사건과 기억들이 있을 것이다. 우리의 행동은 우연히 일어나는 경우 보다는 과거의 습관에 의해서 무의식으로 이루어진 경우가 많다. 그런 무의식적 습관을 발생시킨 부분을 자서전을 통해서 알아보고 필요하다면 재해석을 가하거나 지나온 과거와 화해를 해야 한다. 있는 그대로 자신을 사랑하는 것이 치료에 중요하다. 항상 남들과 비교하거나 비교를 당하면서 있는 그대로를 받아들이기보다는 어쩔 수 없었던 과거에 대해서 원망과 미련을 갖고 현재의 자신을 부정하는 경우가 많다. 자신의 삶을 돌아보면서 떠오르기 힘든 과거와 무의식적인 저항에 부딪칠 수 있다. 감당할 수 있는 정도에서 자신을 돌아볼 수 있도록 도와주고 향후에도 지속적으로 자신을 돌아보는 것이 중요하다는 것을 알려주어야 한다. 자서전을 준비하면서 우울감과 불안, 불면 등을 경험 할 수 있다. 치료자는 충분한 상담과 약물치료를 통해서 생각이나 감정, 행동을 통제 할 수 있도록 도와주어야 한다. 주말을 이용하여 외출이나 외박을 시행한다. 보호된 환경에서 느끼지 못했던 어려움을 외출이나 외박 시 느낄 수 있고, 치료적인 개입을 할 수 있다. 생각에만 머물렀던 내용을 행동을 통해서 경험하도록 도와줌으로써 막연한 불안으로부터 자유로울 수 있다. 물론 이 과정에서 실수가 생길 수 있다. 그러나 실수가 두려워 변화를 시도하지 않는다면 회복은 더디고 힘들 수 있다. 실제로 갈등을 가지고 있었던 가족들과 만나면서 관계를 회복할 기회를 마련해야 한다. 시간이 지난다고 해결되지 않는 관계의 문제들을 실제로 경험하면서 치료진과 상의하여 해결하도록 하여야 한다. 자신의 성격적 특성을 이해함으로써 외적 자극과 내적 자극에 대한 자신의 반응 양상을 이해하고, 과거의 경험을 통해서 생각이나 감정, 행동의 통제를 잃을 수 있는 상황을 피하거나, 주위에 도움을 청해야 한다. 숙명처럼 생각했던 자극에 대한 반응이 자신의 성격적 특성과 밀접한 관계가 있음을 이해함으로써 개선할 수 있는 부분을 찾아내고 노력하여 변화할 수 있다. 사회기술 훈련, 건강심리학, 영성 훈련, 12단계 12전통, 에니어그램, 재발방지 훈련, 온전한 생활 등을 배우고 연습하여 음주하지 않고도 마음의 평온함을 유지할 수 있도록 해야 한다. 과거에 음주를 통해서 얻고자 했던 것이 마음의 평온함이었다. 그러나 일시적인 만족은 있지만 심각한 부정적인 결과를 동반하였다. 다른 방법으로 마음의 평온함을 얻지 못하기 때문에 후회를 하면서도 지속적인 음주를 반복하게 되고, 결국은 알코올에 의해 삶 자체가 무기력해지고, 음주를 운명으로 생각하게 된다. 막연히 술 없이 살아간다는 것에 대한 두려움과 불안이 하루하루 단주를 통해서 자신감을 얻게 되고, 억지로 참아내는 단주가 아닌 문제를 건강한 방법으로 해결하면서 마음의 평온함이 유지되는 단주를 하게 된다. 입원치료의 마지막은 퇴원이 치료의 끝이 아닌 새로운 시작임을 인식하면서 준비된다. 더 이상 술에 의존하지 않는 삶을 위해서는 지속적으로 회복을 위한 프로그램에 참여하여야 하며, 스스로의 힘으로 해결되지 않는 문제가 있을 때 누군가에게 도움을 청할 수 있어야 한다. 그동안 음주로 인한 피해에 대해서 생각하고 피해를 끼친 모든 사람에게 기꺼이 보상할 준비를 한다. 그러면서 지속적인 회복프로그램의 하나로 A.A나 다른 자조 모임에 참석하고 유지하는 것이 최우선의 목표임을 확고히 인식한다. 주위 환경이

취약하거나 지지적이지 못할 때, 또는 오랜 기간 직업을 갖지 못하여 사회복귀가 어려운 경우에는 재활훈련이 필요하다.

3. 맺음말

의존의 치료는 생각과 마음과 행동의 변화이다. 물론 약물치료로 사람의 마음을 편안하게 해줄 수 있지만, 장기적인 효과를 위해서는 결국은 교육과 훈련을 통해서 사람이 변해야 한다. 사람을 변화시키는 것은 체계적인 회복 프로그램이다. 자신의 문제를 인정하고 습관을 바꾸는 것은 결코 쉽지는 않을 것이다. 그러나 변화되지 않는 음주는 시간이 갈수록 사람의 신체와 정신, 대인 관계와 영혼을 파괴시킨다. 그 피해는 본인뿐만 아니라 주위 사람에게 절대적인 영향을 준다. 자녀가 있는 경우 음주 문제는 세습될 수 있고, 한 가문의 멸망을 야기할 수도 있다. 만성적인 무기력감, 불안감, 우울감, 자존심의 저하, 피해의식, 열등감, 분노, 불면 등은 알코올 의존증 환자들에게 흔히 관찰되는 심리적 장애이다. 적절한 약물치료를 통해서 심리적 고통과 신체적 어려움을 해결해주고 맑은 정신상태에서 술 없이 건강하게 살아갈 수 있도록 격려하고 가르쳐 주고 연습을 하도록 배려하는 것이 의존에 대한 치료라 생각된다. 회복은 시간에 비례하지 않는다. 늘 부정과 긍정의 경계에서 숱한 유혹과 도전을 받는다. 결코 혼자의 힘으로만 모든 문제를 해결할 수 있는 것은 아니다. 인간의 도움이 필요할 수도 있고, 신의 가호가 필요할 수도 있다. 삶에는 어쩔 수 있는 것과 어쩔 수 없는 것이 있다는 것을 깨닫고 어쩔 수 없는 것에 대해서는 겸허한 마음으로 받아들이는 평온함이 찾아올 때 치료는 성공적일 수 있다. 만성적인 불안에 고통 받는 환자와 가족 모두 미래에 대해서 부정적이다. 이 부정적인 태도는 조기에 퇴원을 결정하게 만드는 주요 요인이다. 불안해하는 가족과 환자만을 탓할 수는 없다. 불안으로부터 벗어날 수 있도록 가족과 환자에게 충분한 치료적 개입은 필요하다.

제7장

마른 주정에 대처하자

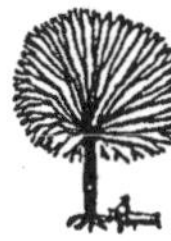

1. "마른 주정"이라는 후기 금단 증상

알코올 의존자가 갑자기 음주를 중단하거나 줄이게 되어 나타나는 금단현상을 급성 금단 증상이라 한다. 이는 갑작스런 술 공급의 중단으로 뇌에서 심각한 교란 증상이 나타나는 것이다. 이로 인해 신체적으로나 정신적으로 가벼운 불면증이나 초조감에서 손 떨림, 식은 땀 심각하게는 섬망 상태까지 초래된다. 급성 금단 시기를 지나 단주한지 몇 달이 경과한 후 급성 금단 증상과 유사한 증상이 출현하기도 한다. 매사에 초조해지고 신경질적이 되거나 혹은 무기력하고 우울해지는 경우가 많다. 이로 인해 누군가와의 말다툼도 잦아지고 사사건건 예민한 반응을 보여 혹시 몰래 술을 마시지 않았냐는 의심을 받게 된다. 그래서 술을 마시지 않았는데도 마치 술 마신 사람처럼 술주정을 부린다는 이 증상을 "마른 주정"이라고 부른다. 의학적으로 정확한 용어는 "후기 금단 증상"이라 한다.

2. 마른 주정의 증상

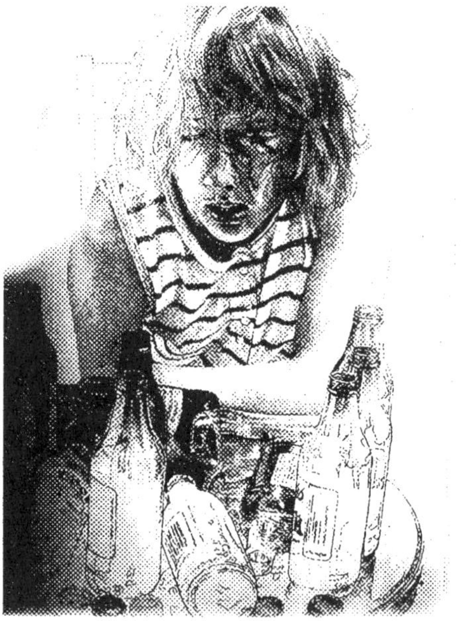

단주한지 3개월에 접어든 김 선생은 1주일 전부터 잠이 오지 않는다. 고질적인 불면증이 한 동안 없다가 최근에 다시 시작된 것이다. 뚜렷한 이유는 알 수 없었다. 단지 앞날에 대한 막막함이 마음 밑바닥에 깔려 있었다. 자녀들과 잘 어울리던 그였지만 마음의 여유가 없어지자 최근에는 아이들에게 시끄럽다고 버럭 화를 내었다. 점차 기대가 많아지는 아내에게도 자꾸 부정적인 생각으로 마음이 짜증스러워졌다. 마음의 불편은 매일 다니던 헬스클럽도 빠지게 만들고 담배만 늘어나게 만들었다. 막연하게 안 좋은 일이 자극되어 짜증이 폭발할 것만 같은 불안과 순간적인 음주로 이어질 것 같은 두려움이 커져갔다.

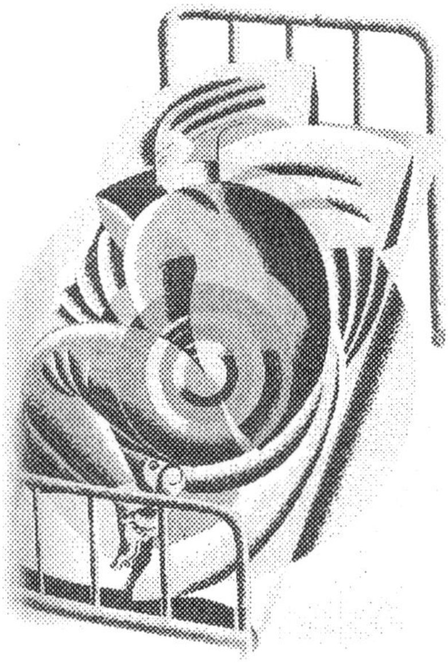

단주한지 2개월째인 박 선생은 요즘 병원 생활을 힘들어 하고 있다. 온 몸에 힘이 빠지고 피곤하여 맥을 못 가눈다. 간 기능 지수는 정상적으로 좋아지고 있지만 몸의 어딘가 잘못된 게 아닌가 할 정도로 피곤하고 아무 것도 하기가 싫다. 이로 인해 치료 프로그램에 불참하고 침대에 누워있기가 십상이다. 그 어떤 일에도 흥미가 없고 밥맛도 없고 살맛도 나지 않는다. 이대로 죽어버리면 좋겠다는 상상이 스쳐 지나간다. 주말로 다가온 외박은 음주에 대한 경계심이 풀려 쉽게 음주를 해버릴 것 같은 두려움으로 망설여진다.

위의 사례는 가장 대표적인 두 가지 형태의 마른주정이라 할 수 있다. 김 선생의 경우는 언젠가부터 잔뜩 짜증이 증가되는 상황이 진행되고 있고, 박 선생의 경우는 무기력한 상황이 진행되고 있다. 두 사례 모두 결과적으로 음주로 이어질 가능성이 최고에 도달했다는 것을 주목해야 한다. 사례에서와 같이 마른 주정은 크게 두 가지 형태를 갖는다. 신경이 과민하게 반응하여 심리적 불안정 상태로 빠져드는 경우와 의욕이 상실되어 무기력한 상태에 빠져드는 경우이다. 다음은 마른 주정에서 비롯되는 모습들이다.

1) 일처리 미숙

- 당면한 문제들이 엉킨 실타래처럼 복잡하고 무엇을 먼저 해결해야 될지 갑갑하다.
- 사소한 일임에도 과민하게 반응하여 쉽게 화를 내고 짜증을 내는 등 충동성이 커진다.
- 모든 일들이 마음에 들지 않는다.

2) 관계성의 변화

- 조금만 배려받지 못하면 섭섭하고 무시당한 느낌이 든다.
- 가족들과의 사소한 갈등들이 참을 수 없는 큰 일로 변화된다.

• 다른 사람을 비난하는 일이 많아진다.

3) 규칙적인 활동의 감소

• 사람들을 만나는 게 귀찮고 자조 모임을 빠지게 된다.
• 규칙적인 운동이나 취미 활동을 더이상 하지 않고 집에서만 지낸다.

4) 신체적인 변화

• 무기력해지고 늘 피곤하다.
• 불면증이나 과도한 수면이 생길 수 있다.
• 식욕이 없어진다.

5) 심리적인 변화

• 마음속에 적개심이 커져간다.
• 화가 나면 조절을 못하고 폭발할 것 같은 두려움이 생긴다.
• 앞날에 대한 긍정적인 기대가 없어진다.
• 매사에 부정적인 해석을 한다.
• 편안한 마음이 없어진다.
• 한 잔만 마시는 것을 고려하게 된다.

마른 주정의 원인과 의미

• 해결되지 않은 스트레스는 마른주정의 원료

마른주정은 단주하는 과정에 거의 예외없이 찾아온다. 그 원인으로 단주하는 동안 스트레스를 효과적으로 해결하지 못한 생활을 중요하게 생각한다. 과거에 음주하던 시절은 스트레스가 생기거나 스트레스를 해결하지 못하면 즉시 음주로 해결을 해왔고 음주는 즉각적인 만족을 가져왔었다. 이러한 반복은 조건반사로 이어져 뇌에 스트레스가 입력되면 반사적으로 음주가 연상이 되고 음주로 스트레스로 인한 감정을 해결하는 반응이 형성되어 왔다. 단주를 하는 과정은 스트레스를 해결하기 위해서 술을 사용하는 반사작용을 소거하는 것을 의미한다. 합리적인 방법으로 문제를 해결해야 되는 과제를 안게 되었다. 하지만 단주 초기, 이러한 스트레스 해결방식은 대개가 적절하지 않거나 익숙하지 않아서 많은 시행착오를 겪게 된다. 그러한 과정에서 해결되지 않은 스트레스는 뇌에서 음주를 떠올리게 하고 음주하기를 기대하게 한다. 음주를 하게 되면 스트레스를 잊게 해주는 신경전달 물질들이 분비 된다. 하지만 기대와 달리 음주가 이어지지 않으면 뇌에서는 초조감 등을 불러일으키는 신경전달 물질이 분비되어 마침내 후기 금단 증상 즉 마른 주정이 발현되게 된다. 그러므로 마른주정은 술을 마시게끔 유도하는 금단 증상이라는 것을 잘 이해해야 하고 당면한 스트레스를 적절하게 풀지 못하는 생활은 언제든지 다시 마른 주정을 불러일으킬 수 있음을 알고 있어야 한다.

3. 재발의 원인은 마른주정

재발을 하는 많은 사람의 경우, 거의 대부분에서 먼저 마른 주정 기간이 선행되었음을 알 수 있다. 마른주정 기간에 뇌신경계는 술로 해갈의 기쁨을 기대하게 되었고 이로 인해 심리적인 불안정 등이 고조되어 마침내 누군가와 갈등으로 화를 폭발하는 등의 부정적인 상황을 핑계로 음주를 하게 한다. 재발한 초기에는 누군가와의 갈등이 음주를 하게 된 가장 중요한 요인으로 이해하지만 나중에 정리하는 시간에 마른 주정의 존재가 중요한 재발요인이었고 그 이유는 복잡한 스트레스를 단순히 음주로 해결하고자 하는 미숙한 기대가 아직 자리 잡고 있었음을 깨닫게 된다.

4. 마른주정에 대처하는 방법

1) 가장 중요한 대처방법은 매일 마른 주정이 오고 있는지 객관적으로 점검하는 일이다. 매일의 일지를 통해 마른 주정 목록을 작성하고 해당되는 언행과 심리 상태를 점수화시켜 어느 시점부터 몇 주 동안 이러한 증세가 고조되고 있는지를 알

아내는 것이다. 이러한 일은 당사자뿐만 아니라 가족구성원의 관찰이 더 객관적인 평가를 해낼 수 있다. 목록에 해당하는 변화가 일정기간 진행될 때, 가족 구성원은 이를 객관적으로 반영해주고 대처하기를 권해주는 것만으로도 효과를 볼 수 있다. 자신의 부정적인 감정 상태가 근본적으로 마른주정 때문이라는 자각만으로도 더 이상 복잡한 상황에 빠져들지 않도록 각성을 시켜준다.

2) 마른 주정이 왔다는 것을 깨닫게 되면 지난 몇 달 동안의 자신의 상황을 돌이켜 보고 특히 스트레스가 무엇이었는지 파악하고 이를 어떻게 대처하고 있었는지 평가해보자. 적절하게 대처하지 못하고 있어 마른주정이 왔다고 판단되면 효과적으로 스트레스를 처리하기로 결심한다.

3) 복잡한 현실적인 문제는 미루지 않고 빨리 해결을 하도록 한다. 결정하지 못하고 미루던 문제는 빠른 시일 안에 결정하고 편안한 잠을 자도록 한다. 과감하게 포기할 것은 포기하고 가장 중요한 과제는 단주 생활임을 잊지 않도록 한다. 지난 일로 고통 받지 않는지 살펴보고 용서와 보상이라는 과제를 되새겨 보는 것은 중요한 일이다. 마음의 평안을 찾을 수 있도록 생활의 균형을 잘 잡도록 노력한다. 그 과정에서 중요하지 않

은 일들을 구분하고 가장 중요한 가치가 무엇인지 살펴보자.

4) 자신의 회복 프로그램을 검토하고 성실히 이행해야 한다. 자신만의 회복 프로그램으로 헬스센터 등 운동 프로그램을 강화하기로 했다면 이 시기에 더욱 더 성실히 다녀야 하고 A.A. 모임이나 자조 모임에 참석하기로 했다면 결석하지 않도록 해야 한다. 취미 생활도 더욱 강화시켜 적극적으로 스트레스에 대항하는 게 바람직하다.

5) 자신의 영적인 활동을 검토하고 이 일에 더욱 정성을 들이는 것은 가장 본질적인 해결방법이라 할 수 있다. 영적인 힘은 의존성에 저항하는 가장 큰 힘을 발휘하는 영역이기 때문이다. 신앙을 가진 사람은 기도 등 신앙 활동을 강화하고 신앙이 없는 사람도 마음을 다스리는 좋은 독서나 명상을 통해 삶에 대한 자세를 가다듬는다.

6) 협심자나 치료자에게 자신의 상태를 객관적으로 알리고 도움을 받는 것은 매우 현명한 일이다. 자신의 어려움을 보고하는 가운데 자신의 문제를 스스로 정리할 수 있다. 경험자의 도움말은 초래될 수 있는 재발의 위험을 극복하게 해준다.

제8장

스트레스와 알코올

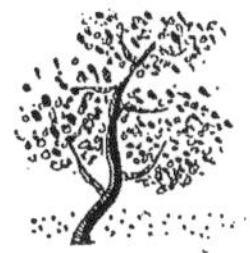

술로 인해 문제가 생겨서 진료실에 들어오는 사람들과 대화를 하다보면 늘 듣는 말이 있다. 바로 '요즘 스트레스를 많이 받아 어쩔 수 없이 과음을 해왔다' 라는 말이다. 충분히 공감이 가는 말이다. 많은 전문가들은 알코올을 포함한 약물의존에 대한 원인의 하나로 스트레스를 꼽는다. 물론 스트레스의 해결책으로 음주나 약물을 하는 사람들은 체질적으로 알코올이나 약물이 잘 받고, 이들이 주는 이완효과나 기분전환 효과를 이미 학습한 사람들일 것이다. 즉 술이라는 물질이 주는 긴장이완효과를 잘 알고 있는 사람들은 스트레스를 받으면 음주를 함으로써 스트레스를 해소하는 행동을 하려고 한다. 스트레스와 음주와의 관계를 알아보자.

1. 스트레스란?

스트레스란 원래 물리학에서 어떤 물체에 가해지는 압력이나 물리적 힘을 가리키는 용어로 사용되었다. 이 개념이 인체에 적용되면서 대체로 몸에 대한 자극상태를 의미하게 되었다. 즉 스트레스란 개인에 의해 의미 있는 것으로 지각되는 외적 및 내적 자극으로서 생체의 평형을 깨뜨려서 감정을 야기시키고 마침내 건강과 생존에 영향을 미치는 생리적 변화까지 일으킨다. 이런 스트레스의 개념은 사건자체보다는 사건에 대한 개인의 주관적인 경험이나 해석에 의해 좌우되는 바가 크다고 할 수 있다. 따라서 같은 사건이나 상황이라 하더라도 이에 대한 반응은 사람마다 제각각 다를 수 있다. 그러나 문제는 이러한 스트레스가 회피할 수도 없고, 저항할 수도 없이 삶의 과정에서 자연스럽게 나타나고 삶에 영향을 끼친다는 것이다.

스트레스는 크게 세 가지로 구분되어지고 있다. 첫째는 더위, 추위, 소음 등과 같은 물리적 요인에 의해 발생하는 스트레스이고, 둘째는 피로, 신체적 손상, 질병과 같은 생리적인 요인에 의해 유발되는 스트레스이며, 셋째는 사회나 학교에서의 대인관계로부터 생기는 갈등, 좌절, 불안 등에 의해 발생하는 사회 · 심리적 스트레스이다.

스트레스를 일으키는 인자에는 부정적 생활사건이나 긍정적 생활사건 모두가 포함된다. 부정적 생활사건과 관련한 스트레스만을 생각할 때는 고통(distress)이란 용어를 사용하게 되며, 가족의 사망, 자식의 비행, 실직, 사업실패, 투자손실 등이 예가 될 수 있다. 그러나 즐거움을 주는 긍정적 생활사건 즉, 승진, 입학, 결혼, 출산, 휴가 등도 오히려 정신적 부담을 가중시켜서 건강을 위협할 수도 있다. 그렇다고 스트레스가 전혀 없는 생활이 반드시 건강에 좋은 것은 아니다. 스트레스가 너무 없는 것은 사람을 따분하고 지루하게 만들고 생활을 무미건조하게 만든다. 물론 스트레스가 지나치게 많으면 극도의 긴장과 불안, 혼란을 불러 일으키고 건강을 해치는 주범이 된다. 그리고 적절한 스트레스는 생활에 활력을 불어넣어 자신감을 심어주고 일의 생산성이나 창의력을 높여줄 수 있다는 점에서 긍정적 효과도 있다. 이처럼 건강을 위협하지도 않고 긍정적인 효과를 낼 수 있는 적절한 스트레스를 유스트레스(eustress)라고 부른다.

2. 스트레스의 기전

스트레스가 가해졌을 때 우리 몸의 반응은 오랜 시간에 걸쳐 진화해 왔다. 원시시대에는 동물과의 싸움에서 비롯된 스트레스가 많았으며 이런 원시적 위급상황에 대처하기 위한 인간의 반응을 한마디로 표현하자면 "싸우든지 도망가든지(Fight or Flight)"라고 말할 수 있다. 다시 말해 동물로부터 상해를 입지 않기 위해 원시의 인간은 동물과 싸워 이기든지, 아니면 자신의 몸을 피해야 했다는 것이다. 시간은 많이 흘렀지만 현재의 인간도 스트레스를 받았을 경우, 과거와 똑같은 몸의 반응을 일으키고 있다. 스트레스가 주어졌을 때 우리 몸의 세포내에서는 모두가 비슷한 화학반응을 일으키게 되는데, 이제 스트레스가 가해졌을 경우에 우리의 신체가 어떻게 반응하는지에 대해서 살펴보도록 하자.

뇌의 시상하부라는 부위는 위험을 가장 먼저 인식하는 우리 몸의 기관이다. 이 기관은 생체의 항상성을 조절해 주는 역할을 한다. 외부로부터 위험이 발생했을 경우에 시상하부는 비상사태를 알리기 위해 자율신경계의 교감신경을 자극해서 신경전달물질의 하나인 카테콜아민을 분비한다. 그 결과로 가장 먼저 눈의 동공이 확대되고 혈관이 수축하며, 심장의 운동과 호흡이 빨라지게 되는 것이다. 이것은 위급한 상황 대처에 필요한 에너지를 만들어내기 위한 산소와 포도당을 온몸에 빠르게 공급하기 위함이다. 또한 응급상황 대처에 당장 필요치 않은 위장관의 활동은 잠시 멈추게 하고 몸무게를 가볍게 하기 위해서 소변을 보게 만든다. 이렇게 하여 스트레스는 혈압상승, 빈맥, 어지러움, 불안, 발한, 근 긴장 등을 유발하고 장기화 되면 고혈압, 심장질환, 그리고 기능성 위장장애를 비롯한 다양한 질병을 유발한다.

시상하부는 교감신경 뿐 아니라 뇌하수체를 자극하는데(뇌하수체: 호르몬 분비를 관장하는 총 사령부라 할 수 있다.) 뇌하수체의 앞쪽에서는 부신피질 자극 호르몬(ACTH)이 분비되고 이는 혈액으로 흘러나가서 양쪽 콩팥 위쪽에 위치하는 부신을 자극하여 코티솔을 분비하게 만든다. 코티솔은 간으로 하여금 인간에게 힘이 되어주는 에너지원인 포도당을 빨리 만들어 혈액으로 공급하는 역할을 한다. 이로써 우리 몸은 도망가거나 싸울 수 있는 만반의 준비를 갖추게 된다. 이러한 모든 신체적 반응은 찰나적 순간에 발생한다. 우리가 위급한 상황에서 빠르게 행동하거나 힘이 솟는 것은 코티솔이 에너지원을 빠르게 공급하기 때문이다. 하지만 이러한 코티솔 과다 분비는 전해질 불균형을 초래하고 탄수화물대사를 교란시키며, 면역조절력에 변화를 일으킨다.

또한 스트레스는 면역세포를 감소시키고 면역 글로브린의 생성을 억제하여 각종 질병에 대한 저항력을 떨어뜨리는 것으로 알려져 있다.

이렇게 하여 대부분의 스트레스, 특히 급성의 심한 스트레스보다 만성적인 일상적 스트레스가 누적되면 불안하거나 우울해지고, 두통이 생기며 목이 뻣뻣해지고, 쉽게 피로해지고, 불면증을 유발하는 등 정신질환 뿐 아니라 우리 신체조직 및 생리에 심각한 파괴적인 변화를 초래하여 기능성 위장장애,

고혈압, 심혈관계 질환, 당뇨병을 비롯한 내분비질환, 뇌졸중, 탈모증 등 다양한 신체질환을 유발하는 것으로 보고 있다.

3. 스트레스와 음주행동

수 세기동안 사람들은 스트레스를 경감시키기 위해서 음주를 해왔다. 즉 스트레스 상황은 음주를 불러 왔으며, 음주는 스트레스 경감의 효과가 큰 방법으로 간주되어 왔다. 실제로 알코올이 스트레스를 감소시켜 주는지 알아보기 위해 동물들에게 갈등상황이나 전기자극으로 스트레스를 주고 알코올을 섭취시킨 결과 스트레스가 해소되는 반응을 보였다. 사람들이 왜 술을 마시고 계속해서 또 마시고 싶어하는가? 라는 강화효과를 연구한 어떤 연구자는 알코올의 긴장감소가설을 주장했다. 이 가설에 의하면 대부분의 상황에서 알코올 섭취는 스트레스를 줄여준다는 것이고, 그래서 스트레스를 받으면 사람들은 특히 술을 더 마시고 싶어한다는 것이다.

그러나 알코올 섭취가 스트레스를 줄여준다는 가설은 그 뒤 많은 연구자들의 연구에서 일관된 결과를 얻지 못했다. 즉 어떤 연구에서는 알코올 섭취가 스트레스 반응을 줄여준다고 나왔지만 또 다른 연구에서는 스트레스 반응에 영향을 미치지 않는 것으로 나타나거나 오히려 스트레스 반응을 악화시키는 것으로 나오기도 했다. 그래서 실제로 어떤 사람이 술을 마시면 스트레스가 더 잘 해소되는지 자세히 알아보았더니 음주로 스트레스가 잘 해소되는 사람중 다수는 알코올 의존의 가족력이 있다든지 참을성이 떨어진다든지 다른 건강한 문제해결능력이 낮은 사람이었으며, 이들은 나중에 잠재적으로 알코올 의존에 빠질 위험성이 높은 사람이라는 것이다.

사람들은 일상적인 회식자리에서 주변사람에게 억지로 술을 권한다. 그러나 이것은 자신의 음주경험에 비추어 '음주시 스트레스가 잘 해소된다' 고 믿는 사람이 다른 사람들도 자기 자신과 같이 '음주를 하면 스트레스가 해소될 것이다' 라는 믿음에 따른 행동인 것이다. 하지만 술을 선호하지 않은 사람들에게 술을 마시게끔 하는 것은 그 자체가 스트레스가 되게 하고 심한두통이나 불편감, 불면, 신체기능장애를 유발시켜서 더 건강한 활동을 방해하고 고통을 안겨줄 수도 있는 것이다.

음주가 스트레스 반응을 해소한다면 이제는 반대의 논제를 생각해보자. 정말로 스트레스는 음주를 부르고 알코올 의존과 의존의 재발을 유발하는가? 알코올 섭취에 스트레스가 어떻게 역할을 하는가에 관한 여러 동물 실험들에서 스트레스가 급성적이건, 만성적이건, 또 심리적이건 신체적이건 동물들의 알코올 섭취를 증가시키는 것으로 밝혀졌다. 사람들에게도 이와 유사하게 스트레스 경험을 많이 하는 사람들과 음주 문제와는 밀접한 관련이 있는 것으로 밝혀졌다.

과음을 해온 사람이나 알코올 의존에 빠진 사람들은 주로 스트레스를 해결하기 위해서 음주를 해왔다. 그리고 이들은 오랜 경험과 학습으로부터 음주가 스트레스를 해소해준다는 자동적인 믿음을 갖고 있다. 실제로 스트레스는 일반 음주자들에게 음주를 시작하게 하거나 계속해서 마시게끔 하고 이미 의존증이 있는 사람들에게는 재발을 촉진하는 중요한 요인으로 알려져 있다. 즉 평소에 비교적 안정된 단주생활을 하던 사람들도 스트레스가 쌓이면 다시 술을 입에 대고 마는 것이다.

그래서 음주가 스트레스 해결에 도움이 된다는 생각에 대해서 혼동하지 말아야 할 중요한 것은 이런 논제가 어디까지나 건강한 사람들에게나 맞는 이야기이며, 또한 건강한 음주자라 할지라도 스트레스 해결책으로써 반복적인 음주를 한다면 점차 의존으로 진행한다는 것이다. 스트레스 상황마다 다양한 해결전략이나 노력없이 유일하게 음주만으로 스트레스를 해결하려고 한다면 이미 그 사람은 의존성 음주로 빠지고 있는 징조를 보이는 것이다. 또한, 이미 알코올 의존이나 술 문제가 있는 사람들의 음주는 스트레스 해소가 아니라 바로 의존성 음주를 촉진하게 되고 이는 다시 문제행동과 재발로 이어져 인생을 망가뜨리는 결과를 초래한다는 것을 잊어서는 안 된다. 위에서 보았듯이 술로 인해서 스트레스가 잘 감소되는 사람은 잠재적으로 알코올 의존으로 진행할 가능성이 있는 사람들이다. 스트레스 해결책으로 계속해서 과음을 하다보면 결과적으로 의존에 빠지는 것이다.

우리주변의 성인들 90% 정도는 음주를 하고 있다. 이들은 대부분 음주가 스트레스 해소에 도움이 된다고 믿고 있으며 스트레스시 알코올을 섭취할 가능성이 있다. 그러나 알코올은 구하기도 매우 쉽고 의존성이 있는 물질이다. 그리하여 스트레스시마다 스트레스에 직면하고 도전하는 것 대신에 음주로 스트레스를 넘기려 한다면, 마음은 다소 안정이 되고 도움이 되는 것 같지만 점차 스트레스를 술에 의존하게 되고 결국은 자신이 도전하고 해결해야 할 문제는 여전히 남아 있게 되고 자신의 문제해결능력은 떨어져서 점차 스트레스는 가중되고 만다. 즉, 술을 선호하는 사람들은 스트레스가 발생할 때마다 다른 건강한 대안을 찾기보다는 음주를 하게 됨으로써 일상적인 스트레스를 극복하는 방법을 배우지 못하게 되고 다시 쉽게 음주를 반복하는 악순환을 통해서 의존으로 빠져드는 것이다. 그러므로 스트레스와 음주와의 관계를 정확히 이해하고 스트레스에 대처하는 기술들을 연습해 두는 것이 음주 문제뿐 아니라 모든 정신적, 신체적 건강에 근본적으로 중요하다고 하겠다.

4. 스트레스 해소방법

우리는 고도로 분화된 사회 환경 속에서 각자의 기능과 역할을 수행하면서 살아가고 있다. 그리고 수없이 많은 내, 외적 자극에 도전받는다. 여기에 스트레스는 피할 수 없다. 다만 건설적일 수도 있고, 파괴적일 수도 있는 스트레스를 어떻게 다루는가의 여부에 따라 우리들의 건강과 행복은 크게 영향을 받게 된다. 즉 이런 스트레스를 조절하거나 해소하는 적절한 관리 방법을 알지 못하면 음주, 흡연, 약물 복용, 도박, 과식 등과 같은 부정적인 방법으로 스트레스를 해소하게 된다. 이런 방법은 충분히 연습되고 훈련된 건강한 대처방법을 대신하여 짧은 시간에 대가없이 즉각적인 만족을 얻는 방편으로 사람들이 이용하고 있다. 그러나 스트레스를 일시적으로 해소시켜 줄지는 몰라도 신체적 · 정신적 긴장감을 근본적으로 경감시키지 못할 뿐 아니라 스트레스를 장기적으로 잘 해결할 수 있는 능력을 저하시키고 결국은 의존의 늪으로 빠져들게 만든다.

평소에 스트레스를 덜 받으려면, 사전에 대비가 가능한 일에 대해서는 능력껏 성실히 준비하는 것이 방책이다. 또한 자신의 능력으로 바꿀 수 없는 것에 대해서는 아예 걱정을 하지 않는 것이 좋다. 새로운 변화들은 위협으로 받아들이지 말고 나를 위한 긍정적인 도전으로 받아들여야 한다. 모든 사람들을 다 만족시키려고 하거나, 모든 일을 완벽하게 처리하려하지 말아야 한다. 다른 사람들을 비난하지 말고 다른 사람과 비교하지 말아야 한다. 현실적인 목표를 세우고 과도한 욕심을 부리지 말아야 한다. 주위 사람들과 유대관계를 잘 유지하고, 힘들 때면 도움을 요청해야 한다. 평소에 규칙적인 운동을 하고 충분한 휴식과 수면을 취해야 하며, 균형잡힌 식사를 해야 한다.

현재 효과가 입증된 스트레스 해소 방법에는 정신요법, 다양한 운동, 이완요법, 명상이나 종교 활동, 바이오피드백 요법, 약물치료, 기타 각종 취미활동 등이 있다. 이러한 방법들은 외적인 스트레스 요인들을 직접적으로 제거할 수는 없다할지라도 개인이 각자의 삶 속에서 끊임없이 찾아오는 각종 스트레스를 올바르게 인식하고 이들이 건강에 미치는 나쁜 영향을 덜 받으며 지낼 수 있게 하는 방법들이다.

정신요법, 이완요법, 바이오피드백 요법, 약물치료 등은 일반인들이 쉽게 이용할 수 있는 방법이 아니라 전문가의 도움이 요구되는 방법들이다. 그러나 이에 비해 운동 요법은 혼자서 쉽게 이용할 수 있고 스트레스를 해소시켜줄 뿐 아니라 각종 성인병을 예방하여 장수에 매우 중요하다고 알려져 있다. 평소 자신에게 맞는 규칙적인 운동은 심리적 압박감, 긴장감, 좌절감, 불안감 등을 감소시키며 엔도르핀 및 스트레스를 감소시키는 화학 물질의 분비를 촉진시켜 음주를 하지 않고도 이완감을 증진시키는 역할을 하므로 간편하면서도 스스로 할 수 있는 스트레스 해소 방법으로 제안할 수 있다. 취미활동도 운동과 유사하다고 할 수 있으나 동료들끼리 같은 취미활동을 하면서도 뒤풀이로 음주를 하는 경향이 있으므로 우리 의존자들은 동료들을 선택할 때 주의할 필요가 있다.

인간은 긴장을 푼 이완상태에서 자신의 모든 역량을 발휘할 수 있다. 인간은 바로 자연이다. 우리의 몸과 정신을 자연과 가장 가까운 상태로 되돌려 놓는 것, 그것이 스트레스로부터 자유로울 수 있는 길일 것이다.

제9장

회복과정과 퇴원이후의 단주 생활

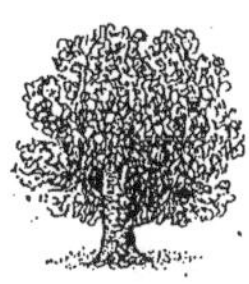

1. 신체적/심리적/사회적/영적평가

알코올 의존은 한 가지 원인에 의해서 생기는 질환이 아니라 다원적(heterogeneous)원인에 의해 생기는 질환이다. 다축진단체계(axis Ⅰ－Ⅴ)를 이용하여 동반된 우울증, 불안장애, 불면증을 포함한 정신과적 문제, 성격적 특성, 타과적 진단, 문제를 유발한 정신사회적 병리, 병식 등을 평가한다. 치료접근은 약물, 심리적, 사회적, 영적인 부분으로 접근을 한다. 입원시부터 1~2주에 걸쳐 각종 정신과적, 내과적, 한방적인 평가와 치료팀(의사, 간호사, 상담사, 임상심리사, 가족치료사)의 회의를 통해 이루어진다.

2. 치료 계획서 작성

문제가 무엇인지, 문제의 출처는 어디인지, 앞으로 무엇을 하게 될 것인지를 기록한다. 문제는 징후(관찰한 것)와 증상(환자가 호소한 것)으로 증명되며, 그 문제가 실제로 지속된다는 특별한 신체적, 정서적, 행동상의 증거로 입증되어야 한다. 목표(환자나 가족이 변화되었으면 하고 기대하는 상태에 대한 간단한 임상적 진술)와 실천목표(목표를 달성하기 위해 습득해야할 특수한 기술)를 기록한다. 우리가 볼 수 있다면 그것은 실천목표이고, 그렇지 않다면 목표이다. 모든 치료 계획은 개별적이고, 같은 목표라 할지라도 우리는 광범위하고 다양한 실천목표를 가질 수 있다.

3. 숙고 전 단계의 환자를 위한 치료적 접근

숙고 전 단계는 자신의 문제에 대해서 부정함으로써 치료와 회복의 필요성을 인정하지 못하는 단계이다. 치료 목표는 의존성 질환의 존재를 인식하여, 술에 대한 조절 능력을 분명히 상실하였고, 이제 더 이상 정상적인 음주자가 아니라 의존자임을 인정해야 한다. 가장 초기 단계로 개인들은 문제 행동을 인식하지 못하고 있거나 알려고 하지 않고, 변화가 이루어 질 때 방해한다. 이들은 문제행동의 부정적인 측면에 대해서는 고려하지 않으려 하고 오히려 문제 행동의 긍정적인 측면에 비중을 두고 있다. 특징은 '부정' 이다. 이들은 문제의 책임을 유전자나 의존, 혹은 가족이나 사회로 돌리거나, 때로는 '운명' 을 탓하며, 자신이 통제할 수 있는 영역 밖으로 밀어낸다. 활용되는 변화의 과정으로 의식의 증진, 극적인 해소, 자기 재평가, 환경 재평가가 필요하다.

• **의식의 증진 :** 환자들은 그들 자신과 행동의 성질에 대하여 지식을 획득한다. 알코올 사용에 의한 부정적인 결과를 과거에는 인식하지 못했을 수 있기에 알콜 사용에 따른 결과에 관하여 더 많이 알게 됨으로써 더 나은 결정을 하게 된다(의존학 강의, 단계별 집단(PCP, 독서집단).

• **극적인 해소 :** 종종 문제에 연관되어 나타나는 뚜렷한 감정적 경험으로, 환자들은 종종 외적이거나 내적 자극에 의하여 일어나는 정서로 인해 변화를 결심하는 동기가 생기게 된다(의존학 강의, 1단계 발표 참여, A.A메시지 전달, 비디오 감상, 긍정해석 집단).

• **자기 재평가 :** 최근의 행동이 가치관과 인생의 목표에 대해 어떻게 갈등을 일으키는지에 대한 인식으로 환자는 자신의 행동에 대한 사려깊고 정서적인 재평가를 하게 된다. 그리고

긍정적인 변화를 하고 난후에 자신이 어떤 사람으로 될지 볼 수 있게 된다.(의존학 강의, 독서집단, 상담사별 집단, 정직 집단, 단계별 집단(PCP))

• **환경 재평가 :** 자신의 행동이 주변 사람과 주위에 미친 영향에 대한 인식으로, 환자는 그들의 알코올 사용이 자신뿐만 아니라 외부영역(주변사람들이나 그들이 활동하는 환경)에까지 부정적인 영향을 미쳐왔음을 깨달음으로써 동기화가 된다.(의존학 강의, 비디오 시청, 가족과의 면담)

4. 가족치료의 중요성

치료가 초기에 중단되는 주요 원인은 가족들의 잘못된 선택 때문이다. 따라서 가족들에 대한 이해와 교육이 환자를 치료하는 것 못지않게 중요하다.

- 알코올 가정의 특징

• 가족들은 환자가 알코올 의존자가 되었다는 사실을 부정함으로써 현실을 왜곡한다.

• 환자는 자신의 죄의식을 투사하고, 의존의 원인을 가족들에게 돌리려 하며, 가족들 역시 다른 사람 또는 다른 요인 때문에 환자가 알코올 의존이 되었다고 생각하며 진실을

부인한다.

• 환자는 변화로부터 자신을 방어하기 위해 가족체계를 엄격하게 유지하고 어떤 희생을 감수하고도 그 상태를 지키려 한다.
• 가족들이 환자를 보호해주는 행동이 결국 알코올 의존을 만성적으로 진행되도록 돕도록 한다.
• 가족 내에 실제로 무슨 일이 진행되어 가는지 어느 누구와도 이야기를 하지 못하고, 실제 감정을 숨기도록 요구하며 결과적으로 가족구성원간의 의사소통이 어렵다.

5. 숙고단계 환자를 위한 치료적 접근

– 환자는 그가 문제를 가지고 있음을 알게 되고, 그 문제를 해결하기 위해 심각하게 고민을 하기 시작한다. 자신의 문제를 이해하기 위해서 갈등을 겪으며, 원인에 대해 생각하고 가능한 결과에 대해서도 고려하게 된다.

– 특성 : 치료프로그램에 대한 정보는 많이 알게 되었지만 실제로 실행하지는 못한다.

– 현재 그가 어디에 위치해 있고, 무엇이 되려 하는지, 그리고 그곳에 도달하기 위해서는 어떻게 해야 하는지도 알고 있을 수 있지만 약속을 지키기 위한 준비는 전혀 되어 있지 않다.

- 실패에 대한 두려움은 더욱 포괄적인 이해와 획기적인 해결책 모색을 방해한다.
- 활용될 수 있는 변화의 과정으로 자기 재평가, 환경 재평가, 사회적 해방, 결정의 균형, 자기 효능감 등이다.

• **사회적 해방 :** 사회적인 환경 속에서 행동의 변화를 지지해주는 대안에 대한 인식과 발견이다. 이런 과정은 환경에서 자원을 활용함으로써 행동을 변화시키고 변화를 유지시키는 노력이다. 사회가 대안적이고, 더욱 건강한 행동을 어떻게 지지하는지를 보게 해준다.(의존학 강의, 가족과의 면담, 단계별 집단(PCP))

만성숙고단계 환자에 대한 접근 : 지적화되어 있는 의존증환자들에서 흔히 관찰되며 문제보다는 해결책에 초점을 맞추고 과거보다는 미래를 더 많이 생각하게 한다.

6. 준비단계 환자를 위한 치료적 접근

가까운 미래에 변화할 수 있도록 준비하는 단계이고, 이들은 이제 행동을 취하기 직전 단계에 있다. 그들이 선택한 행동방침에 따라 끝까지 수행해나갈 것을 굳게 약속해야 한다. 이때 요구되는 중요한 조치는 변화하겠다는 자신의 결심을 공개하는 것이다. A.A 1단계 발표지를 준비하고, 발표하는 과정에서 확인할 수 있으며, 발표는 가급적 공개로 하고 반드시 가족과 지지해줄 수 있는 타인이 포함되어야 한다. 마음이 급하더라도 신경써서 계획을 세우고 세세한 부분까지 확실하게 전략을 구상하고, 실행 단계를 넘어 유지 단계에 이르도록 계속 추진할 변화 과정을 습득했는지 검토한다. 이 단계에서 가장 적합한 변화과정들은 자기 효능감, 자기 해방, 자극 통제, 역조건화, 그리고 조력 관계 등이다.

• **자기 효능감** : 성공적인 변화의 최종적인 열쇠는 변화를 만들어 갈 수 있는 자신의 능력에 대한 환자의 커져가는 신뢰감이라 할 수 있다. 자신의 문제 행동으로 점차 빠져 들어가게 되는 유혹의 수준과 유혹에 직면하여 그런 행동으로부터 벗어날 수 있다는 자신감, 이 두 가지를 측정함으로써 자기 효능감을 평가하고 있다.(1단계 발표, 화 분노관리, 운동 및 야외치료, 취미활동, 정직 집단, 자기 주장훈련)

7. 실행단계 환자를 위한 치료적 접근

공공연하게 자신의 행동과 주변 환경을 바로 잡으려고 시도한다. 실행 단계에서 이루어지는 변화는 다른 단계에 비해 훨씬 가시적이라 그만큼 사람들 눈에 띈다. 주의점은 치료자가 실행을 변화 그 자체로 생각해 성공적인 실행을 위한 준비 과정을 간과하거나, 중요도나 난이도에서 실행 못지않는 유지단계를 경시할 수 있다는 것이다. 변화를 시도하는 사람에게 주변의 관심과 지지가 가장 필요할 때는 무관심 단계나 심사숙고 단계, 그리고 실행에 뒤따라오는 단계들인데도 주변에서는 실행 단계의 가시적인 변화에만 관심을 갖기 쉽다. 행동을 바꾸려는 사람은 인식과 감정, 자아에 대해 가지고 있는 이미지, 그리고 생각도 함께 바꿔야 한다. 이런 종류의 변화는 대부분 행동을 바꾸는 실행단계에 앞서 일어난다. 이 과정을 돕는 핵심과정은 자기 효능감, 자기 해방, 자극 통제, 역조건화, 강화 관리, 조력 관계 등이다.

• **자극 통제 :** 자극 단서를 회피하거나 혹은 변화를 줌으로써, 문제 행동을 줄여나간다. 알코올 사용이 특별한 환경과 연관되어 있는 환자는 촉발상황을 피함으로써 알코올 사용을 피할 수 있다.(사회기술 훈련, 재발방지 교육, 온전한 생활, 운동/산책/요가, 동호회 활동)

• **역조건화 :** 건강치 못한 것에서 건강한 행동으로의 대치. 환자가 유혹적인 자극단서를 변화시키거나 회피하기가 어려운 상황에서는, 자극 단서에 대한 환자의 반응을 변화시키는

것이 효과적인 전략이다.(사회기술 훈련, 재발방지 교육, 인지행동치료, 온전한 생활, 운동/산책/요가, 명상, 동호회 활동, 12단계)

• **강화관리 :** 행동의 긍정적인 변화에 대한 보상. 알코올사용으로부터 예방하는 일을 함으로써 생기는 긍정적인 결과일 수도 있고 실제적인 보상의 형태를 취할 수도 있다.(공동체 모임에서 칭찬하기, 외출이나 외박, 야외치료, 동호회 활동)

• **조력 관계 :** 변화하려는 사람을 지지하고, 돌봐주고, 수용해주는 관계성. 환자들은 종종 이질감과 외로움을 느낀다. 이러한 변화 과정에 개입함으로써, 환자는 그들이 지지체계를 가지고 있으며, 고립되어 있지 않다는 것을 깨닫게 된다.(A.A 메시지 전달, A.A, 자조모임 참석, 공동체 회의, 상담사별 집단)

8. 실행단계에서 세분화된 목표

– 초기 : 정상적인, 균형 잡힌 생활 방식을 발전시키는 것.

- 개방된 환경에서 치료를 하면서 일상적인 여러 가지 생활 문제, 자신의 직업 문제, 가족의 생활에 주의를 기울인다.
- 자신의 의존증적 사고방식을 이해하고 맑은 정신 상태가

중심이 된 가치관과 활동에 기초한 생활을 한다.

- 환자 스스로 적극적으로 참가하고 실행해 보는 회복 프로그램이 필요한데, 가족과의 대화, 대인관계를 위한 활동, 자기 개발 및 취미와 오락을 위한 시간, 적절한 운동과 영양 섭취를 위한 시간 등이 포함되어야 한다.
- 스트레스를 해결하고 이전에 의존하던 음주에 대한 충동을 올바르게 해결하는 것이 중요한 문제이다.
- 시행중인 프로그램 : 12단계 중 2, 4단계 8, 9단계 발표, 사회기술 훈련, 인지행동치료, 온전한 생활, 상담사별 집단, 재발방지교육, 운동/산책/요가, 명상, 야외치료, 동호회 활동, 외출이나 외박훈련)

–후기 : 건전한 자존심, 영적인 성장, 건전한 대인관계, 의미 있는 생활의 발전.

- 성격이 변화되어 건전한 자존심과 대인관계를 형성하는 능력을 가지며 행복하고 보람 있는 삶을 살 수 있는 힘을 얻는 것이다.
- 자신의 가치관을 살펴보고 자신과 타인, 그리고 세상에 대한 스스로의 태도나 생각을 평가하며 자신의 생활 방식이 자기 파괴적이지는 않은지를 반성하며, 자신에게 애정이나 우정, 성숙한 대인관계를 유지하는 능력이 있는지를

평가하는 기간이다.

• 만족스럽고 보람 있는 생활을 영위하기 위한 신념, 가치관 그리고 문제해결기술을 습득하는 것이 목표이다.
• 시행중인 프로그램 : A.A 메시지 전달, 자조모임 참석(PSD), 이야기 치료, 애니어그램, 현실치료, 명상, 인지행동치료, 재발방지교육, 동호회 활동, 봉사 활동)

9. 퇴원준비를 위한 치료계획

–퇴원은 치료의 끝이 아니라 새로운 시작이다.
–개방병동에서 주말 외출이나 외박을 통해, 퇴원 후 생활하게 될 환경에 대한 적응 훈련을 시행한다.
–가족들과 치료모임을 갖고 서로간의 기대와 걱정을 논하고 상호 이해를 증진시킨다.
–준비된 퇴원계획이 단주와 온전한 삶을 지속시킬 수 있다는 것을 이해시키고 발표하게 한다.
–퇴원 후 직업적 목표, 가정적 목표, 건강에 대한 목표(신체적, 정신적, 영적)등을 세우고 구체적 실천 방법을 계획한다.
–A.A모임, 자조모임, 지역사회 상담센터, 병원 외래치료, 비상시 응급 연락망 등을 확인하고 구체적인 계획을 세우고 확인한다.

-사회나 가정으로의 복귀에 내적, 외적 어려움이 있는 경우, 밤병동이나 낮병동을 이용하여 사회 재활을 도와준다.

10. 퇴원 이후의 단주생활

-퇴원이후에는 입원 시와 달리 많은 부분을 스스로 통제하여야 한다. 퇴원 전에 세웠던 계획을 꾸준히 실천하는 것이 스스로 통제하는 가장 중요한 부분이다.

-생각과는 달리 사회적으로 많은 압력과 유혹을 받을 수 있다. 어떤 부분은 할 수 있다고 생각했던 것들이 어쩔 수 없는 일인 경우도 있다.

-평온함을 유지하기 위해서 어쩔 수 없는 것은 받아들이고 주위로부터 도움을 기꺼이 청해야 한다. 자신의 생각과 달랐던 부분이 있다면 객관적으로 상황을 검토하고 필요시 전문가나 협심자의 조언을 구한다.

-지속적인 단주 유지는 회복프로그램을 유지하는 것이다. 퇴원 후 할 수 있는 회복프로그램은 A.A 참석, 치료기관에서 시행하는 단주 모임에 꾸준히 참석하는 것이다.

-모임을 통해서 자신을 점검할 수 있으며, 만성적인 금단현상과 부정적 감정, 사회적 압력에 현명하게 대처하고 해결할 수 있는 방법들을 배우고 실천한다.

11. 맺음말

-알코올 의존증의 치료는 결국 변화이다.

-변화는 적절할 때에 적절한 행동을 취해야 효율성이 높아진다.

-통찰력만으로는 행동을 변화시킬 수 없으며, 통찰력이 결여된 채 지나치게 행동에 주력하면 일시적인 변화에 그칠 개연성이 높다.

-인간은 누구에게나 변화의 가능성이 있고 또한 능력도 있다. 치료를 받으면서 변화의 단계와 과정을 이해한다면 시너지 효과를 기대할 수 있다.

-치료자는 스스로 변화할 의지가 없거나 능력이 없는 사람, 거의 치유 불가능해 보이는 문제를 지닌 사람을 주로 만나게 되기 때문에 고생한다.

-치료자는 자신의 경험과 이론에 갇혀 환자 개인적인 수단과 방법을 격려하지도, 도와주지도 못하는 경우가 있음을 인식해야 한다.

제10장

재발방지 전략

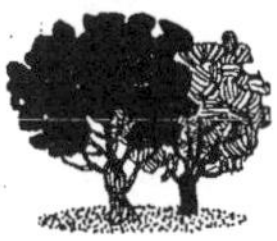

대부분의 알코올의존환자들이나 가족들은 '다른 질병처럼 수술로써 도려낼 수만 있으면 얼마나 좋을까' 라고 막연한 소망을 쏟아낸다. 어떤 경로로든 한 번 치료를 받은 환자들이 다시 재발하지 않고 살아갈 수만 있다면 얼마나 좋을까 하는 생각은 비단 환자나 가족들만의 것이 아니고 직접치료를 담당하는 모든 치료자들의 공통된 소망이기도 하다. 그러나 현실은 우리의 간절한 소망과는 다르게 많은 가족과 치료진 앞에서 술을 끊겠다고 진지한 결심과 서약을 하고 나서도 실패하는 경우가 부지기수다. 어떤 노인 한 분은 술을 못 끊을 바에는 죽어야겠다고 양잿물을 마시고 자살을 시도했었는데, 불행히도 그 노인은 그 사건으로 식도가 없어서 위에 호스를 박아 연명하게 되는 상태에 이르렀으나 호스에 술을 한 병씩 부으면서 여전히 의존증을 앓고 있었다. 많은 환자들이 반복적인 실패에도 불구하고 자신이 알코올 의존자이며 더 이상 다른 사회인들처럼 술을 즐기며 살 수 없다는 사실을 생각지 않는다. 어떤 이들은 이번에는 다른 방식으로 마시면서 이겨내리라 생각하면서 스스로 마시기를 원한다. 이것이 바로 알코올의존자의 가장 큰 비극중의 하나다. 즉, 대부분의 의존자들이 한 동안은 잘 지내지만 결국 다시 재발한다는 사실이다. 보통 회복프로그램을 잘 마친 환자들마저도 1년 내에 2/3가 재발하는 것으로 알려져 있다. 그리고 이들 중 상당수는 다시 회복프로그램에 들어오지 못하고 죽음에 이르든지 아니면 직장, 가족, 친구를 잃고 서서히 삶의 뒤편으로 사라져 간다.

사실 이들에게 재발은 첫 음주 전에 이미 시작된다. 치료중일 때 이미 재발을 경험하고 있을 수도 있다. 환자들은 생활중에 서서히 스트레스에 직면하게 되고 이런 스트레스를 건전하게 이겨낼 만한 새로운 방법들은 숙지하지 못하고 있다. 점차 문제가 커져가면서도 자신은 정작 문제의 진행을 보지 못하고 결국 자신의 유일한 선택이 술을 마시는 것 밖에 없다는 생각에 이르게 된다.

의존자 중에서 일부는 어떠한 노력에도 불구하고 의존의 합병증 때문에 죽는다. 그러나 그보다 더 많은 수의 의존자가 재발이라는 현상을 제대로 배우고 이해하지 못하기 때문에 죽게 된다. 적어도 이러한 사람에게는 재발방지 전략이 희망을 줄 수 있고, 지금 당장은 아니라고 하더라도 반복적인 시도와 도전으로 언젠가는 성공하게끔 하는 발판을 제공하리라 생각한다.

1. 올바른 회복

재발을 논의할 때 먼저 회복이 무엇인지 이해하는 것이 필요하다. 알코올 의존으로 치료받은 사람들 중 많은 수가 재발하는데, 그 첫 번째 이유는 자신이 의존자라는 사실을 인정하지 않거나 의존자라는 사실을 인정하지만 의존증에서 회복되기 위해 노력할 마음이 없어서 충분한 회복과정을 밟지 않았기 때문이다. 이들은 이미 '회복되지 못한 상태' 즉 재발의 과정에 있다고 해도 과언이 아니다. 전문가들은 일반인들이 흔히 생각하는 것처럼 술을 다시 마시는 것만이 재발이라고 보지는 않는다. 의존으로부터의 회복은 완전한 단주가 필수적이지만, 단주하겠다는 결정만 하고 어떤 치료나 모임도 거부한다면 올바른 행동과 회복을 가져다주지 못한다. 의지가 강하다고 자처하는 수많은 의존자들이 외부의 도움 없이 단주하겠다고 장담했지만 결국 성공한 사람은 거의 없다.

올바른 회복은 단계적으로 발전하는 과정이다. 먼저 자신이 의존증에 빠졌다는 사실을 인정하고 술을 마시지 않고 지내는 방법을 배우는 것부터 시작해서, 술을 마시지 않고 생활의 어려움을 이겨내는 방법을 배우고, 다음으로 단주를 하면서도 마음 편히 사는 방법을 배우고, 점차 술을 마시지 않고도 보람되고 행복한 삶을 사는 방법을 배우기까지 단계적으로 진행하는 것이다.

회복과정에 있는 많은 환자들이 충분한 회복으로 진행하지 못하고 회복도중에 자신의 욕심이나 환경적 또는 성격적 문제에 부딪히고 여기에 갇혀서 빠져나오지 못하는 수가 있다. 이들은 불행하게도 다음 번 치료에서도 똑같은 지점에 이르러 소위 '한계상황'에 부딪혀서 진행하지 못하고 자신도 모르는 사이에 재발이 이루어진다.

예를 들어 보자. 김씨는 반복적으로 재발하여 10여 차례 입원치료를 받았지만 치료자의 지속적인 치료적 권고는 수용하지 않고 항상 급성 금단증상이 해결되고 다소의 신체적인 회복이 이루어지면 더 이상의 치료와 회복을 외면하고 퇴원하여 재발을 반복한다. 이씨는 세번째 입원치료를 받고 있고 자신이 알코올에 의존되어 심각한 신체, 정신, 사회적인 문제가 발생했음을 이해하지만 고 위험 상황과 그에 대한 처리, 음주충동, 재발과정에 대한 이해와 그 대처 방법에는 관심이 없다. 오로지 자신의 의지만이 중요하다고 믿고 혼자서 나름대로의 노력을 하다가 재발하고 만다. 박씨는 머리도 좋고 대인관계도 좋으며 의존문제도 잘 이해하고 병원에서 제시하는 몇 번의 치료과정도 수료했지만 부적절한 이성관계만은 정리하지 못하고 몰래 성적 행동에 집착하다가 재발하고 만다. 정씨는 정규적인 회복프로그램을 받고 치료 중에 모범적인 생활을 하면서 자신의 의존, 성격문제, 중요한 갈등상황 그리고 회복과정을 어느 정도 이해는 하지만 충분한 돈을 벌기 위해 직업 활동에 매달리다 보면 사후관리프로그램에 참여하지 못하게 된다. 그래서 직업생활에 전념하다가 6개월을 넘기지 못하고 재발한다. 의존자들이 회복을 위한 단계들을 실천하다가 자신이 뛰어넘기 어려운 과제에 접하게 되면 '이보다 더 중요한 문제는 없어' 하면서 다시 의존증의 심각성을 부정하고 문제를 회피하다가 충분한 회복을 이루지 못하게 된다.

2. 고위험 상황

고위험 상황이란 흔히 재발 위협감을 느끼게 만드는 상황을 말한다. 일단 위험가능성이 높은 고위험 상황을 확인해야만 그 다음으로 술을 마시지 않고 그 상황을 대처할 수 있는 재발방지 전략을 계획할 수 있다. 치료 중에 환자들은 이러한 고위험 상황을 그려보고 이에 대한 자신의 개인적인 반응을 알아보고 자신 또는 다른 사람들이 이런 상황들을 어떻게 이겨냈는지 토론하고 연습할 필요가 있다.

다음은 여러 연구들을 토대로 범주화한 고위험 상황들이다.

1) 부정적 감정

자신이나 다른 사람에게 화가 날 때
하는 일이 안되고 좌절감, 열등감, 불만족을 느낄 때
짜증이 나거나 자존심이 상할 때
직장을 잃었거나 경제적인 어려움이 있을 때
따분하고 심심하고 시간이 잘 안갈 때
가족이나 친척, 그리고 친구들과 다투거나 갈등이 있는 경우
성생활에 문제가 있는 경우 등

2) 사회적 압력

사교, 일, 회식, 사업 등으로 모임에 참석할 때
술집이나 음식점에서 술 마시는 사람들과 같이 있을 때
이전에 술 마시던 사람을 만났을 경우
기념할 일이나 축하할 일이 생겼을 때
주위에서 적극적으로 술을 권할 때 등

3) 음주 갈망

아무 촉발요인 없이 음주충동에 빠질 때
조금만 마시면서 술을 조절할 수 있는지 시험하고 싶을 때
술병을 보거나 술 광고를 보거나, 술 집 앞을 지날 때
시장기가 돌 때
힘든 일을 하고 피곤할 때 등

4) 기타 고위험 상황

하는 일이 잘 되어갈 때나 기분이 좋을 때
주머니에 돈이 생겼을 때
단주이유나 필요성에 대해서 부정적인 생각이 들 때
자신의 단주유지 능력에 대한 비관적인 생각이 들 때
과도한 행동이나 충동적인 행동을 할 때(도박, 과도한 섹스, 포르노 시청, 인터넷 의존) 등

3. 재발과정의 이해

의존으로부터의 회복은 적극적인 행동을 요구한다. 회복을 원하는 사람은 매일의 프로그램(AA, 자조모임, 집단치료, 치료자나 치료기관과의 접촉, 기타 자신만의 프로그램)을 충실히 수행해야 하며 자신이 의존증을 앓고 있다는 사실을 매일

스스로 되새겨야 한다. 의존증에서 회복되는 것은 내려가는 에스컬레이터 위에서 되돌아 걸어 올라가는 것과 같다. 정지 상태를 유지하는 것은 불가능하다. 위로 올라가기 위해서 열심히 뛰지 않으면 저절로 아래로 내려가서 재발을 해버리고 만다. 즉 특별한 행동을 해야만 재발하는 것이 아니라 적합한 회복 프로그램을 참여하고 실천하지 않으면 저절로 재발하게 된다.

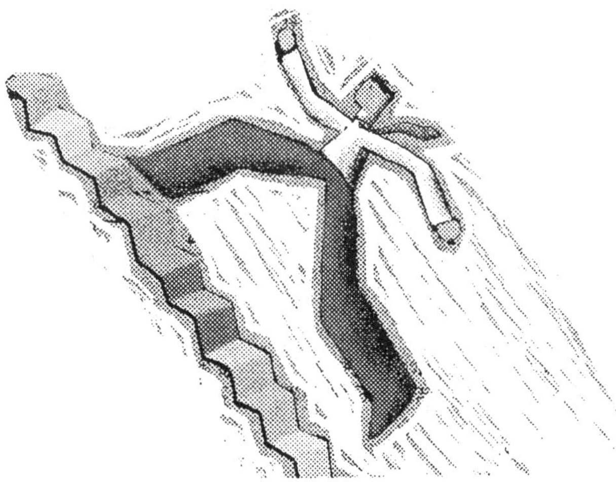

재발은 단순히 술을 다시 마시는 행동만을 의미하는 것이 아니다. 이는 술을 마시고 싶은 욕구에 압도되는 진행과정이

라고 할 수 있다. 만성금단증상(마른주정)을 경험하면서도 이를 효과적으로 처리하는데 필요한 노력을 기울이지 않으면 결국 재발증후군이 발달해 간다. 그러나 우리가 재발과정을 잘 이해하고 있으면 재발경고 신호가 뚜렷해지기 전에 이러한 진행을 막을 수 있다.

회복중인 많은 사람들은 술만 마시지 않으면 회복은 잘 되어간다고 믿지만 이런 믿음은 옳지 않다. 재발과정은 술을 마시기 이전에 이미 시작되고 자신의 내부에서 은밀히 시작된다는 사실을 명심해야 한다. 이렇게 재발은 대부분 자신도 모르게 시작되고 진행하기 때문에 재발의 진행을 알아차리지 못한다. 우리가 재발의 경고신호를 알아차리지 못하고 그대로 허락하고 만다면 결국 재발하고 만다. 그러나 다행히 많은 연구자들이 재발의 예측 가능한 패턴을 밝혀냈으며 우리는 이것을 잘 배우고 익히기만 하면 그 진행을 막을 수 있고 회복을 완성해 나갈 수 있을 것이다. 그러면 환자가 재발하기까지의 재발경고 신호들을 순서적으로 알아보자(Terence T. Gorski, Merlene Miller, 1986).

4. 재발경고 신호

그러면 재발증후군을 차단하려면 어떻게 해야 하는가? 만성금단증상을 치료하는 것이 재발예방을 위한 최상의 방법이다.

단 계	재발경고신호
1단계 : 내적인 변화	증가된 스트레스 생각의 변화 감정의 변화 행동의 변화
2단계 : 부정	자신에 대한 걱정 걱정이 된다는 것을 부정함
3단계 : 회피와 방어적 태도	결코 술을 마시지 않을 것이라고 확신함 자신 대신에 타인에 대해 걱정함 방어적인 태도 강박적 행동 충동적 행동 혼자 지내려고 하는 경향
4단계 : 위기의 형성	좁은 시야 우울신경증 건설적인 계획의 상실 계획이 실패하기 시작함
5단계 : 수동적인 생활	백일몽과 희망적인 사고 아무 것도 해결되지 않을 것 같은 느낌 행복해지고 싶은 미숙한 소망
6단계 : 혼란과 과잉반응	올바른 생각을 하기 어려움 느낌과 감정을 처리하기 어려움 기억력 장애 혼란기간 스트레스를 처리하는데 어려움 주위 사람들에게 짜증냄 쉽게 화를 냄
	불규칙적인 식생활 적극적으로 행동하려는 마음이 없음

7단계 : 우울증	불규칙적인 수면 습관 생활의 규칙성이 무너짐 심한 우울증
8단계 : 자신의 행동을 제어하지 못함	치료모임과 자조모임에 규칙적으로 참석하지 않음 '이제 신경 쓰지 않아' 라는 태도가 생김 도움을 드러내놓고 거절함 생활에 대한 불만 무력감과 절망감
9단계 : 통제능력의 상실을 깨닫게 됨	신체적인 불균형과 이로 인한 사고 자기연민 정상적인 음주나 약물복용을 생각함 의식적인 거짓말을 함 자기 확신의 완전한 상실
10단계 : 선택범위의 축소	부당한 분노 모든 치료모임과 단주모임을 중단함 자신을 압도하는 외로움, 좌절, 분노, 긴장 행동통제 능력의 상실
11단계 : 음주나 약물복용	조절음주 시작 좌절, 부끄러움, 죄책감 조절능력의 상실 생활과 건강문제

그러나 이미 장애가 있는 상태라면 스스로 금단증상을 치료하고 이겨내기엔 역부족이며 도움이 필요하다. 먼저 첫째로 해야 할 일은 현재의 위기와 음주로부터 보호해줄 수 있는 통제

된 환경을 조성하는 일이다. 증상이 가볍고 초기단계라면 얼마동안 안정된 환경에서 지내는 것만으로도 충분하나 어느 정도 증상이 심하다면 일을 중단하고 스트레스를 일으키는 사람과 상황을 벗어나는 것이 필요하다. 증상이 심한 경우 다시 술을 마시게 되거나 다른 형태의 심각한 장애가 일어나기 이전에 병원에 입원하는 것이 필요하다. 가끔은 술을 마시지 않으면 미치거나 자살을 하게 될 것 같은 생각에 휩싸이기도 하지만 그와 같은 최악의 상태에 이르기 전에 이용할 수 있는 다른 선택 방안들이 많이 있다는 사실을 꼭 인식해야 한다. 우리가 재발증후군을 알아차리는 방법을 훈련하고 음주나 자살과 같은 자기 패배적인 선택이 아닌 건설적인 대안을 인식하고 그것을 선택할 수 있다면 재발증후군은 충분히 극복 가능함을 인식하고 명심해야 한다.

5. 재발예방 계획

의존증에 있어서 대부분의 재발은 피할 수 있다. 많은 의존자들이 재발과정 자체를 인지하지 못하거나 재발을 막기 위해서 무엇을 어떻게 해야 하는지를 알지 못해서 재발하게 된다. 우리가 치료자나 상담사 또는 도움을 주는 협심자와 함께 생활하고 있다면 우리의 행동변화를 외부사람들이 먼저 감지하고 도움을 줄 수 있지만, 의존에 대해서 이해하지 못하는 사람들과 같이 지낸다면 재발예방의 책임은 전적으로 자신에게 있다. 재발예방계획은 화재에 대비하여 소화기를 준비하고 소방훈련을 하듯 계획을 세우고 훈련을 해두면 나중에 재발위험을 최소화 시켜준다. 그러므로 재발예방계획은 회복프로그램 중에서 매우 필수적인 부분이다.

다음은 재발을 예방하는 방법과 계획들이다.

1) **충분한 회복훈련을 받아라** : 덧셈이나 뺄셈만 배운 사람에게 곱셈이나 나눗셈을 해야 할 상황이 오면 문제해결을 못하고 당황해 할 것은 뻔한 사실이다. 그런데 알코올 의존치료의 현장에 있다 보면 이와 유사한 일이 너무나 많다. 회복과 관련한 충분한 교육이나 훈련이 되지 않고 단지 신체적으로만 회복하고 치료를 떠난다면 회복하는 방법, 만성금단증상에 대한 이해, 고위험 상황과 대처방법 그리고 재발예방방법 등을 이해하지 못하는 것은 당연하며, 이미 재발을 예고하고 있는 것이나 마찬가지이다.

2) **첫잔을 피하고 마음을 안정시켜라** : 어떠한 어려움에 부딪혀도 단주상태를 확실히 유지하는 것이 재발을 막는 첫 번째 단계이며, 이때 반드시 첫잔을 피해야 한다. 우리는 먼저

자신을 통제할 수 있어야 한다. 즉 '될대로 되어라' 라고 하는 자포자기 상태에서 벗어나야 한다. 그러려면 생각, 감정, 행동이나 태도를 점검하고 건강하고 바르게 유지하도록 해야 한다.

3) **이전의 재발로부터 배워라** : 사람들은 정말 해결하기 어려운 새로운 상황 때문에 재발하는 것이 아니라 똑같은 상황에서 반복해서 재발한다. 간혹 새로운 상황으로 인해 재발한다고 해도 이미 다른 이들의 유사한 재발을 간접적으로 경험해 봤을 것이다. 그러나 문제는 이러한 직접 또는 간접적인 경험으로부터 대비책을 배우고 연습해두지 않았기 때문에 재발한다. 자신 또는 다른 사람의 재발로부터 해결책을 배워야 한다.

4) **대체의존을 주의하라** : 술을 끊고 나면 외롭고 심심해서 다른 의존에 빠지는 경우가 흔하다. 가장 흔한 것이 커피와 담배이며 이정도면 그래도 괜찮은 편이다. 그러나 도박, 성행위, 게임이나 인터넷, 쇼핑이나 일의존 등은 결국 건전한 생활과 대인관계를 방해하고 감정적 안정을 해치며 결국 재발에 이르게 만든다.

5) 생활계획표를 가지고 생활하라 : 건강한 회복자들은 규칙적인 생활을 한다. 일정한 시간에 일어나고 규칙적인 일을 하고 적절한 휴식을 취하고 일정한 시간에 잠든다. 일이 없는 날에도 일정한 계획이 있다. 규칙적인 생활은 정신건강에 매우 중요하다. 생활계획표가 없으면 생활은 어느새 흐트러지고 만다.

6) 사후관리 모임에 참석하라 : 치료기관들은 대부분 입원치료나 적극적인 통원치료 후 사후관리 모임을 가지고 있다. 대표적인 모임이 A.A. 모임이며 A.A.가 아니래도 유사한 집단치료모임이나 자조모임을 운영할 것이다. 단주생활이 확실히 몸에 밸 때까지 자신의 회복프로그램으로 사후관리 모임에 참석하면서 생활을 점검하고 동료들끼리 서로 도움을 주고받는 것은 아무리 중요성을 강조해도 지나치지 않는다.

7) 스트레스를 잘 극복하라 : 무슨 일을 하고 살든 스트레스 없는 세상은 없다. 그러나 스트레스는 만성금단증상을 유발하고 이를 극복하지 못하면 재발로 이어진다. 스트레스를 이겨내지 못하면 무슨 일이든 성공할 수가 없다. 명상이나 이완훈련 그리고 운동을 꾸준히 한다든지 자신의 생각이나 태도를 교정하는 것도 좋으며 필요시에는 상담이나 약물치료를 받

는 것도 좋다. 평소에 자신의 스트레스를 잘 감지하고 다양한 방법으로 극복하는 연습을 해야 한다.

8) **고위험 상황에 대비하라** : 교통사고도 항상 일어나는 지점이 있다. 우리 의존자들도 많은 사람들이 똑같이 무너지는 고위험 상황이 있다. 다행히 이미 많은 연구자들이 우리 의존자들이 흔히 무너지는 상황을 잘 정리했으며 해법도 제시하고 있다. 우리는 이 상황을 정확히 자신에게 그려보고 연습해두었다가 적용하기만 하면 된다.

9) **재발경고신호를 이해하고 대처하라** : 재발은 그냥 일어나지 않는다. 음주하기 전에 반드시 위험을 경고하는 신호를 드러내게 된다. 경고신호는 자신이 다시 술을 마시게 되거나 위험에 처해 있다는 것을 자신이나 다른 주위사람에게 알리는 신호라 할 수 있다. 평소에 자신이 자주 경험하는 경고신호에 대한 자신만의 목록을 만들고 주의를 기울이고 있다가 이러한 경고신호가 감지되면 통제불능상태가 되기 전에 새롭게 대비하고 연습해야 한다.

10) **약물치료 및 상담치료를 유지하라** : 대부분의 환자들이 약물치료나 상담을 거부하고 자신의 의지나 행동을 과신하는

경향이 있다. 약물치료는 이미 과학적으로 효과가 검증되었다. 음주갈망을 줄여줄 수 있고, 우울증을 개선시키거나 불안신경증이나 기타 정신증상을 개선시켜서 회복에 도움이 된다. 또한 상담은 갈등이나 스트레스 해결, 그리고 자신의 인격적 성장에 도움이 된다.

11) **회복자들 또는 건전한 사람들과 어울려라** : 진정한 회복자들은 절대 이전의 술친구들이나 회복을 방해하는 건전치 못한 사람들과 어울리지 않는다. 대신에 회복자들은 다른 회복자들과 함께한다. 이는 자조모임 또는 치료모임에 참석하거나 취미 생활을 함께하거나 좋은 협심자관계를 유지함으로써 가능하다. 종교생활을 하거나 교인들과 어울리는 것도 좋다.

12) **도움을 요청하라** : 어려울 때는 항상 도움을 요청해야 한다. 상대의 요청으로 도움을 주는 것은 주는 사람의 입장에서도 즐거운 일이 아닐 수 없다. 평소에 도움을 요청할 수 있는 자원을 많이 확보하고 관계를 돈독히 해두는 것이 중요하다. 특히 전문가들과 관계를 유지할 수만 있다면, 가장 적절한 도움을 받을 수 있을 것이다.

13) **취미생활을 개발하고 유지하라** : 알코올에 의존해 왔던

사람들은 유일한 취미가 술 마시는 것이었을 것이다. 과거에 좋은 취미를 가졌다 하더라도 현재는 그만 둔지 오래되어 다시 시작하기가 낯설거나 대부분의동료들이음주자들이어서 위험할 수도 있다. 그러나 술을 마시지 않음으로써 재미없게 느껴지는 생활을 반전시키는 데는 음주하지 않는 사람들과 운동을 포함한 취미생활을 같이 하는 것이 중요하다.

14) **생활환경을 개선하라** : 회복되고 있는 사람들 중에는 멀리서 치료기관 근처로 이사를 오는 사람들이 꽤 많다. 음주충동을 일으키고 재발을 불러올 수 있는 외적인 환경으로부터 좀더 치료적인 환경으로 가까이 다가와서 회복동료들, 치료자들, 회복과 관련한 자극을 자주 접할 수 있는 기회를 많이 가지려고 하는 것이다. 유흥가나 부적합한 동료들이 있는 곳 그리고 기타 음주를 자극하는 환경을 벗어나서 치료적인 환경을 구성하고 조정하는 것도 자신의 책임이다.

15) **장기목표를 세우고 생활하라** : 음주에 대해서는 '하루하루를 잘 넘기자' 라는 슬로건이 있지만 자신의 생활에는 분명히 장기적인 안목과 이에 대한 계획이 있어야 한다. 일이나 직업적인 목표, 대인관계에 대한 목표, 결혼이나 배우자와 관계에 대한 목표가 있어야 한다. 장기목표 없이 생활하는 것은

목적지점도 없이 항해하고 있는 것과 같다. 일 주, 한 달, 삼 개월, 육 개월, 일 년, 삼 년, 오 년, 십 년 등으로 목표를 세워서 생활을 한다면 하루 생활의 동기가 분명해질 것이다.

제11장

알코올 문제가 있는 여성을 위하여

전 세계적으로 여성의 알코올 의존이 나날이 문제가 되어가고 있지만 우리나라처럼 알코올 문제가 심각한 나라에서는 보다 큰 문제로 대두되고 있다. 한국 여성의 알코올 문제의 심각성은 이미 세계적으로 잘 알려져 있으며 급격한 사회 발전으로 인해서 여성의 사회 진출이 빨라지면서 그 속도는 매우 빨라지고 있다. 우리나라 여성의 음주율은 55%에 이르는 것으로 알려져 있으며 학력이 높을수록 그 비율이 높고 여대생은 70%, 직장여성은 90% 이상이 음주를 하고 있는 것으로 나타났다. 우리나라 여성의 음주 문제는 우리나라 남성들의 음주 패턴을 답습하고 있는 것으로 나타나 이후에는 그 심각성이 보다 높아질 것으로 예상하고 있다.

1. 여성 음주에 대한 사회의 일반적인 태도

일반적으로 여성 음주에 대해서는 세계 어느 나라든 이중적인 태도를 보이고 있다. 여성이 음주를 하면서 잘 어울려 주기를 원하면서도 일단 여성이 음주를 하게 되면 여성 음주 자체에 대해서 부정적으로 바라보는 태도를 취하는 경우가 많다. 특히 우리나라처럼 유교적인 사고방식이 심한 나라에서는 이러한 편견이 심해서 '어떻게 여자가 술을 마시느냐?' 하는 시각이 많다. 여성 음주에 대한 이러한 이중적인 태도로 인해서 여성 음주에 대해서 좋지 않은 쪽으로 낙인을 찍는 경우가 많다. 이러한 분위기 때문에 여성들은 음주로 인한 건강상의 문제가 생겼다하더라도 그 자체를 감추는 경우가 많아서 건강이 악화되는 경우도 많고 치료시기를 놓쳐서 고생을 하는 경우도 많다.

2. 알코올에 대한 여성의 생리적인 특징

생리적으로 여성은 남성에 비해서 알코올에 훨씬 예민하다. 여성은 남성에 비해서 지방의 비율은 높고 수분 비율이 낮아서 같은 양의 음주를 한다하더라도 흡수된 알코올의 농도는 남성에 비해서 훨씬 더 높게 나타난다. 왜냐하면 알코올은 지방 친화적이어서 지방에 흡수가 보다 잘 되는데 수분은 상대적으로 낮아서 같은 양의 음주를 한다하더라도 여성의 혈중 알코올 농도가 남성에 비해서 높게 나타나는 것이다. 또한 알코올을 분해하는 간의 효소가 남성에 비해서 훨씬 더 부족하고 위점막에서 알코올을 흡수하기 전에 미리 알코올을 분해해서 배설시켜 버리는 위 점막의 알코올 분해 효소가 남성에 비해서 부족하여 상대적으로 남성에 비해서 더 많은 양의 알코올이 혈중으로 들어가게 되어 여성은 남성에 비해서 상대적으로 알코올의 혈중 농도가 보다 더 높아지게 되는 것이다. 이로 인해서 남성에 비해서 여성의 알코올 의존이 보다 빠르게 진행되고 신체적 질환도 훨씬 빠르게 악화되게 되고 사망률도 보다 높게 된다. 또한 남성에 비해서 상대적으로 늦은 나이에 음주를 시작하게 되는데 이 문제와 함께 여성의 생리적인 특징이 겹쳐져서 음주 시작으로부터 말기 알코올 의존에 이르는 속도가 훨씬 빠르게 된다.

알코올은 여성의 호르몬의 혼란을 가져오게 되고, 이로 인해서 생긴 생리 주기 이상은 임신을 방해하는 요소로 작용하거나 유산, 불임, 무월경, 자연 유산, 조산을 초래할 수도 있으며 심지어는 태아를 사망에 이르게 할 수도 있다. 임신 기간 중에 음주를 하는 경우에는 태아 알코올 증후군(fetal alcohol syndrome, FAS)이라는 심각한 장애를 초래할 수도 있는데, 보통 임신 여성이 음주를 한 경우에는 1,000명 중 1~3명에서 이 증후군이 발생할 수 있다. 이 장애는 발육 지체, 안면부 기형 및 두부 기형, 합지증, 심방 중격의 결손, 중추신경계 이상, 정신 지체 또는 행동장애 등이 발생할 수 있는 심각한 증후군이므로 가임 여성은 임신 중에는 반드시 금주를 하여야 한다.

또한 여성은 생리 시기와 생리 전에 음주를 보다 많이 하는 경향이 있다. 생리 시기에는 부정적인 감정, 우울증 등이 보다 심해져서 음주량이 보다 많아지고 혼자 마시는 경향이 높아진다. 폐경 전 알코올 의존 여성에서는 음주가 비타민 D 대사를 방해하게 되는데 이는 골 형성 감소로 이어져 골다공증이 초래될 수 있다. 알코올 의존 여성은 유방암이나 심근병에 걸릴 가능성이 훨씬 더 높다. 자살율도 알코올 의존 여성이 정상 여성에 비해서 5배 이상 높은 것으로 나타났다. 폐경 후의 여성은 음주로 인해서 자아 정체성이 위기를 경험할 수도 있다. 또한, 여성이 복용하는 피임약은 알코올의 대사 능력을 저하시켜 알코올 의존을 악화시키는 방향으로 작용한다.

3. 여성 알코올 의존자들의 심리적 특징

여성 알코올 의존자들은 수줍고, 자존감이 낮으며 수치심이나 죄책감이 강하다. 그리고 상대적으로 음주 후에 기분이 고조되는 경향이 보다 높으며, 우울증과 성격 장애가 동반되어 있는 경우가 많다. 이 이외에도 동반되는 정신 질환으로는 불안증, 식이장애(거식증, 폭식증), 자살 행동, 빈 둥지 증후군

등이 있다.

이와 같은 심리적인 문제로 인해서 공개된 술집보다는 집에서 혼자 몰래 음주하는 경향이 높으며 자신의 음주 문제를 숨기고 부정하는 경향이 높아서 조기 진단이 어렵다. 이로 인해서 여성들의 알코올 문제가 조기에 발견되어 치료를 받을 수 있는 기회가 남성에 비해서 낮다.

또한, 여성 알코올 의존자들의 어린 시절은 정신적인 외상을 경험한 경우가 많다. 알코올 의존자들의 어머니는 차갑고, 냉담하고, 지나치게 바른 규칙을 강요하거나 경쟁적이고, 지나치게 지배하려는 성향을 가진 경우가 많았다. 반면에 아버지는 따뜻하지만 지나치게 이상적이고, 감정적인 경우가 많아서 여성으로서 정체성 확립에 반드시 필요한 어머니를 닮아가는 동일화 과정에 문제가 있는 경우가 많다. 이와는 반대로 장기간 탈출구 없는 상황에서 아버지의 언어적 신체적 폭력에 노출되어 있는 경우가 많았다. 심지어는 성적인 폭력에 노출되는 경우도 상당히 많고 강간을 당한 경우도 그 비율이 높다.

이러한 이유로 인해서 만성적 부적절감과 무가치감을 경험하는 경우가 많으며 어머니에 대한 분노가 많으나 이는 자신에 대한 만성적인 비난으로 바뀌는 경우가 많다. 불안한 감정과 불안전감 등으로 인해서 지속적으로 자신을 받아 들여 주기를 바라는 감정이 많다. 흔히 자신을 술 문제보다 스트레스로 인해서 생긴 우울증 등 정신적인 문제로 투사하는 경향이 높아서 알코올 문제를 직면시키는 경우에는 치료자에게 부정적 태도를 보일 가능성이 높다. 그러나 향후 보다 나은 치료를 위해서 알코올 문제 조사를 소홀히 해서는 안 된다.

4. 여성 알코올 의존의 가족 내 특징

여성 알코올 의존자들은 낮은 자존감과 죄책감, 당혹감으로 인해서 알코올의존에 대해서 인정하는 것은 쉽지 않다. 흔히 배우자의 음주 패턴을 따라 하는 경향이 높고 남성에 비해서 이혼의 비율이나 별거의 비율이 더 높다. 우리나라는 배우자와의 갈등으로 인해서 음주한다고 하는 비율이 높으며 부부가 서로 음주를 부추겨서 부부 모두가 음주 문제가 보다 심해지는 경향이 높다. 이로 인해서 가정생활의 붕괴로 이어지는 경우가 많으며 우리나라에서는 직장 여성의 증가로 인해서 음주 문제가 증가하는 경향을 보이고 있다.

자신과 가장 가까운 남편에 대해서 실망이나 좌절감, 분노감을 많이 느끼지만 이에 대해서 스스로 대응할 수 있는 능력은 결여되어있기 때문에 이로 인해서 생기는 불안감, 실망감, 외로움, 적대감, 우울함에 대한 투약의 의미로 음주할 수도 있다. 자신의 결혼 생활에 대한 불만, 그럼에도 불구하고 자신이 남편에게 의존할 수밖에 없다는 무능력한 감정 등 복잡한 양가감정을 갖게 되며 의존하기 싫지만 의존할 수 밖에 없었던 어린 시절 어머니에게서 느꼈던 양가감정을 남편에게서 재 경험하면서 알코올 의존에 빠져들게 된다.

한편으로는 남편이나 가족이 나를 버리지 않을까 하는 공포감도 존재한다. 이로 인해서 발생하는 불안감이 술 문제로 이어지며 남편은 유능하고 성공적인 사회생활을 하는 사람이라고 생각하고 자기 자신은 실패자, 패배자, 비정상적인 알코올 의존자로 받아들이기 때문에 남편의 모든 불만은 자기 자신의 잘못 때문이라고 받아들이는 경향이 높다. 남편들은 흔히 여성의 술 문제를 자기 절제의 부족, 의지의 부족으로 생각하고 비판하는 경향이 높기 때문에 여성의 술 문제가 해결되기 보다는 악화되는 경향이 높다.

술 마시는 아내에 대한 남편의 대처 유형도 다양하다. 순교자형은 '내 한 몸 희생되면 되지…' 하는 생각으로 사고가 생길 때마다 모든 뒤치다꺼리를 다해주며 해결사 역할을 한다. 박해자 유형은 '너 때문에 내 인생도 꼬였어!' 라고 하면서 비난, 학대, 협박을 하는 유형이다. 공모자 유형은 '너도 마시느냐, 나도 마신다' 하면서 마주 앉아서 같이 '부어라 마셔라…' 하는 유형이다. 냉담한 유형은 '이젠 정말 지긋지긋해' 하면서 아내가 마시든 말든 방치하고 무관심한 유형이다. 모든 유형이 여성의 알코올 의존증 치료에 방해가 되는 유형이기 때문에 여성의 정서와 심리, 과거의 성장 과정 등에서 나타나는 정신적인 문제에 대해서 적극적으로 인내를 갖고 도와주는 자세가 대단히 필요하다.

우리나라에서는 여성이 음주를 하는 가장 큰 이유로 남편과의 불화를 꼽고 있다. 그리고 시부모와의 갈등과 직장에서의 차별 대우 등도 음주를 하는 큰 이유 중의 하나인 것으로 나타났다. 따라서 여성 음주로 인해서 발생하는 문제는 한 가정의 문제뿐만이 아니라 사회적인 문제로 연결되어 있으므로 여성 음주 문제를 대처하는 데 있어서 포괄적인 접근이 매우 필요다고 생각된다.

술 마시는 부모에 대한 자녀들의 이중 잣대도 큰 문제로 작용한다. '한심해 보일 때가 있다'는 평가는 어머니에게 더 많이 나타나고 아버지의 음주에 대해서는 '나쁘지 않다'는 평가가 더 많이 나타난다. 이처럼 어머니 음주에 대한 자녀들의 평가는 아버지에 비해서 훨씬 더 혹독한 평가를 내리고 있다.

여성 알코올 의존자에 대한 사회의 편견도 상당히 심각한 수준이다. 같은 알코올 의존이라고 하더라도 여성에 대해서는 남성보다 더 냉대하고 있으며 남성에 비해서 비도덕적이고 정숙하지 못하다는 낙인을 찍거나 인생의 실패자나 문란한 여자로 간주하는 경향이 보다 높다. 그러나 이러한 평가는 어떤 경우에도 적절하지 않으며 이러한 편견과 낙인은 반드시 없어져야 한다. 오히려 '여성 환자들은 섬세하고 여리기 때문에 특별하고 개별적인 접근이 필요하다'는 인식을 가지고 접근하는 것이 중요하다.

여성, 주부의 음주의 문제는 결국은 가정의 문제로 귀결되고 자녀 양육과 연결이 되므로 여성 음주 문제를 적절하게 해결하지 못하는 경우에는 이혼 및 별거로 이어지거나 심한 경우에는 가정 해체로 이어질 수도 있으므로 적극적인 치료와 전문적인 치료가 반드시 필요하다.

5. 여성 알코올 의존 환자들의 치료에서 고려되어야 할 사항

1) 가족이 알아야 될 사항

(1) 질병이라는 개념을 이해해야 한다.

흔히 알코올 의존이 된 경우에는 보통 '자신의 의지가 부족해서 그런 것이다.' 라고 말하거나 '성격에 문제가 있어서 그런 것이다.' 라고 말하는 경우를 많이 본다. 그러나 알코올 의존은 엄연히 병이라는 것을 인정해야 한다. 폐렴에 걸렸을 때 성격이 이상해서 그런 병에 걸렸다고 말하는 사람은 아무도 없다. 마찬가지로 알코올 의존도 병이기 때문에 폐렴처럼 적극적인 치료가 필요한 하나의 병에 불과하다는 사실을 가족들은 인식해야 한다. 흔히 의지가 부족해서 술 의존에서 빠져나

오지 못한다고 비난하는 가족들을 많이 본다. 그러나 폐렴도 너무 증세가 심한 단계에서는 환자 본인은 아무런 노력도 할 수 없는 무기력한 상태에 빠질 수 있다. 어느 정도 증세가 호전되어야 본인이 열심히 투병생활을 적극적으로 할 수 있듯이 알코올 의존도 어느 정도 단계가 되어야 본인이 스스로 노력할 수 있게 된다. 그 단계가 되기 전까지는 가족들의 적극적인 도움과 전문가들의 전문적인 도움이 반드시 필요하다는 사실을 가족들은 알고 있어야 한다.

(2) 잦은 재발의 가능성을 염두에 두자

자주 재발할 수도 있다. 그러나 자주 재발한다고 해서 아무런 의미가 없는 것은 아니다. 제대로 된 전문적인 치료 과정을 거치면 환자들의 사고방식과 정신적인 준비가 훨씬 더 투철해지는 경우가 많다. 전문적인 치료 과정을 거치면 한두 번 재발한다 하더라도 과거와는 다른 모습으로 대처하게 된다는 사실을 기억해야 한다. 결국에는 단주에 성공하게 된다는 사실을 알아야 한다.

(3) 최대의 피해자는 환자 자신과 가족이라는 사실을 알아야 한다

환자가 아무리 가족들을 힘들게 하더라도 궁극적으로 최대의 피해자는 환자 자신이며 가족들의 피해는 헤아리기가 어렵다. 특히 자라나는 아이들에게 끼치는 폐해는 평생 동안 아이들의 정서적, 정신적 문제를 야기할 수 있다. 따라서 회피하거나 동정적인 마음을 갖기보다는 알코올 의존증도 병이므로 조기에 발견해서 조기에 치료한다는 생각을 반드시 갖고 있어야 한다.

(4) 냉정한 사랑을 실천해야 한다

마음이 너무 아프다고 치료를 조기 중단하거나 마음이 약해져서는 안 된다. 폐렴 치료에 있어서 열이 전에 비해서 많이 떨어졌다거나 아이가 너무 서럽게 우는 것이 불쌍해서 전문적인 치료를 중단하고 조기 퇴원시키는 가족들은 아무도 없는 것처럼 마음이 아프더라도 냉정하게 치료에 임해야 한다. 지금은 마음이 아프고 힘들지라도 나중에는 훨씬 더 좋은 건강을 찾게 될 것이다. 이러한 의미에서 부모나 가족들의 과잉보호나 마음 약한 태도는 치료에 있어서 치명적일 수도 있다.

(5) 가족들의 가족 교육 참여 없이는 단주가 거의 불가능하다

가족들도 알코올 의존의 치료 과정이나 방법에 대해서 잘 알지 않으면 환자를 제대로 도와 줄 수 없다. 가족 중에 당뇨병 환자가 있을 때 가족들이 이 병에 대해서 잘 알지 못하면 결국은 환자는 조기에 생명을 잃을 수도 있다. 알코올 의존이라는 병은 가족들의 도움을 훨씬 더 필요로 하는 병이다. 가족들이 병원이나 알코올 전문 센터에서 시행하는 교육에 참석해야 한다는 것은 필수적이다.

2) 여성 알코올 의존에 대한 치료시 특별히 고려해야 할 사항

여성은 남성에 비해서 신체적으로나 생리적으로 차이가 많다. 따라서 알코올 의존의 치료에 있어서 여성에게 반드시 필요한 차별화된 치료가 필요하다. 특히, 우울증, 불안, 자살 문제, 식이 문제, 성격장애 문제(특히, 경계성 성격장애) 등 동반 질환에 대해서 차별화된 치료가 필요한 경우가 많다. 필요에 따라서는 내과나 산부인과 등의 협조를 얻어서 치료해야 되는 경우도 있을 수 있을 것이다.

또한 성장 과정상 여성만의 섬세한 심리적인 성격 형성 과정이 있을 수 있으므로 이에 대한 전문적인 치료 과정이 필요할 수 있으며 심리 분석이나 여성 분석, 개인 정신 치료, 집단 정신치료 등이 도입될 수 있을 것이다. 결혼/가정 환경상의 차이, 특히 남편, 시댁과의 관계, 자녀들과의 관계에 대해서도 치료 시에 적극적으로 고려되어야 할 것으로 생각된다.

3) 퇴원 후의 치료

부지런해야 단주가 가능하다고 많은 단주자들은 말하고 있다. 전국 곳곳에 그리고 알코올 의존을 치료하는 각 병원 마다 퇴원 후 단주자들을 위한 모임이 매주 열리고 있다. 알코올 의존에 대한 치료는 혼자 해서는 안 된다. 경험이 많은 선배들과 경험이 부족한 후배들이 함께 모여서 서로 도와가면서 단주생활을 해나가야 한다. 혼자 할 수 있다고 말하는 것은 겸손하지 못한 행동으로 평가된다. 겸손하지 못한 행동은 곧 실패로 연결된다. 부지런히 모임에 참석하면서 하루하루를 성실하게 단주해 나가는 것이 매우 중요하다.

6. 여성 알코올 의존자와 그 가족들에게 드리고 싶은 말씀

"사람이 근본적으로 바뀌지 않으면 단주는 불가능하다."

알코올 의존 치료에 있어서 흔히 인용되는 말이다. 영적인 변화(근본적인 변화)가 없으면 단주는 불가능하다는 뜻이다. **영적인 변화** 라는 말은 알코올 의존 환자가 자신의 인생을 180° 바꾸는 것을 의미한다. 개개인의 인생관이나 인생철학까지 철저하게 바꾸는 것을 의미한다. 단순한 자유의 속박이나 구속은 근본적인 변화나 영적인 변화를 이끌어내기가 어렵다.

철저한 전문적인 교육 과정을 통해서 근본적인 인격의 변화를 이끌어내야만 나중에는 스스로 단주를 할 수 있게 된다. 이를 위해서는 환자를 위한 철저하고도 전문적인 교육이 반드시 필요하다. 아는 것만큼 얻을 수 있고, 아는 것만큼 마음이 열릴 수 있다. 이를 위해서는 치료 초기에 가족과 치료진의 마음이 일치되어야 한다. 나중에는 환자도 마음이 일체가 되고 궁극적으로는 환자-가족-치료진 삼위일체가 되어 환자의 단주를 이끌어내게 될 것이다. 단주는 환자 본인은 물론 가족들 모두를 행복하게 만들 것이다. 특히 알코올 의존 환자의 인생은 더욱 더 행복하게 바뀔 것이다.

제12장

노인과 알코올

1. 노년기 알코올 소비의 증가

노년기 알코올 소비 특징에 관한 조사나 통계가 우리나라의 것이 없기 때문에 영국의 조사결과를 일단 소개 한다(일반가구조사, General Household Survey, 1998, 2001). 55세 이상의 남녀를 대상으로 현재 결혼 상태를 결혼, 사별, 독신, 이혼으로 나누어 조사 한 것으로 알코올 소비량 1주 동안에 21 unit 이상(1 unit은 포도주 한잔이 포함하는 알코올 양)의 음주를 노년의 과음으로 보았다. 대상은 12.342명이고 그중 남자가 약 55%이다.

그중에서 남자 노인의 음주 섭취량은 나이가 많아지면서 감소한다. 그러나 55세에서 74세까지 이혼한 남자 노인의 경우 30%가 안전한계를 넘는 과음을 하고 있었고, 결혼한 남자의 20%가 과음하는 것으로 보고되었다. 노인으로서 알코올 사용장애 범주로 해석되는 주 50 unit 이상의 음주는 55~74세 이혼남의 경우 10%에 달하고 사별한 남자 노인 55~65세 사이에서는 9%인 것으로 보고되었다.

조사결과에 의하면 독신 노인의 알코올 남용은 일반적으로 알려 진 것 보다 훨씬 많았고 이 문제는 잘 노출되지 않고 숨어서 번지고 있다는 개념으로(hidden epidemic) 영국에서도 불리우고 있다. 이 조사에서 문제음주를 성별로 보아 약 6:1의 비율로 남자에게 많다고 보고하고 있다.

우리나라에서 노인의 알코올 사용장애에 관하여 역학적으로 조사된 바는 없지만 의존증 환자가 늘고 있는 것은 사실이다. 이는 노인 인구가 증가하고 있기 때문에 당연한 결과라고 하겠지만 알코올 전문병원인 다사랑중앙병원의 입원 통계를 보아도 전체 남자 관리병동 입원환자의 30% 이상이 60세 이상의 노인환자로 구성되어 있어 일반 노인 인구비율(14%)에 비해 훨씬 많은 것이 사실이다.

우리나라 전체 병원 입원환자의 통계를 보면 그중 1.1%가 알코올 사용장애 환자이고, 노인층 전체 입원환자의 6~11%가 알코올 사용장애 환자이다. 우리나라의 정신과 병동에 입원한 전체 환자의 20%가 노인 알코올 사용장애인 점으로 본다면 입원치료가 필요한 노인 알코올 사용장애 환자의 수가 놀라울 정도로 많은 것이 사실이다. 우리나라에서 평생 유병률이 가장 높은 정신장애가 알코올 사용장애 임은 이미 잘 알려진 사실이다. 현재 알코올 의존자체에 대한 치료시설이 부족하고 일단 단주를 해도 재발률이 높은 것을 감안 한다면 현재 알코올 의존으로 진단받은 모든 연령층의 환자들이 나이가 들어 연로해 진다면 노인 알코올 사용장애 환자가 될 가능성이 많다. 일반적으로 나이가 들면 알코올에 대한 신체의 내성이 감소하여 음주양이 감소되는데 이에 반하여 알코올의 사용장애자가 많아진다는 사실은 심각한 우리나라 노인들의 건강문제이다. 우리나라에서 노년기에 알코올 사용장애로 치료를 요하는 사람들이 많고 또 증가되는 원인은 반드시 알아볼 필요가 있다. 노년기의 과음은 의존증과 같은 사용장애 만이 아니라 신체장애를 비롯한 음주로 인한 교통사고나 신체상해 등의 원인도 되기 때문에 관심을 두어야 할 심각한 건강문제이다.

2. 노인의 알코올에 대한 취약성

1) 신체질환에 대한 취약성:

소량의 알코올은 건강에 이롭다는 사실은 잘 알려져 있다. 하루에 1~2 unit의 알코올은 혈액순환을 증진시키는 작용과 중추신경 진정작용의 효과로 심신의 안정감 그리고 수면을 돕는 등 스트레스를 풀어주는 장점이 있다. 그 외에도 하루에 1~2 unit 정도의 알코올 섭취는 심장의 관상동맥 질환을 예방하는 효과가 있어 역학 조사에 의하면 매일 1~2 unit의 알코올 섭취는 심장질환의 이완율을 30~40% 감소시킨다고 보고된 바 있다. 일설에는 소량의 알코올 섭취가 노인성 치매를 예방한다고 한다. 소량의 알코올 섭취가 심신의 건강에 도움이 된다는 이유로 외국의 노인요양원에서는 소량의 포도주가 노인들에게 마치 약과같이 상용되고 있음은 잘 알려진 사실이다. 문제는 소량이 아니라 지속적인 과음으로 결국 음주 조정력을 잃어 의존 상태에 미치는데 있다.

노년기의 다량 음주는 의존증 외에도 심신에 여러 가지 해를 준다. 노년기에는 몸 전체 신진대사가 상대적으로 저하되고 지방질의 소실과 신체량(body mass)의 감소로 알코올에 대한 내성이 낮아 흡수된 알코올의 유독작용을 적은 양으로 쉽게 빠르게 받게 된다. 노인은 알코올 섭취로 쉽게 취하고 신체 균형감각의 유지가 어려워지고 그래서 걷다가 넘어지는 등 여러 가지 사고의 원인이 된다. 노인에게서 자주 보는 발목을 비롯한 각종 골절사고도 종종 과음에 의해 생긴다. 또한 알코올이 신체의 면역성을 저하시키기 때문에 과음하는 노인이 폐렴, 폐결핵 그리고 피부 염증 등에 쉽게 이완된다. 장기간의 과음으로 알코올 의존증이 되어 입원한 노인들이 당뇨병, 간경화, 위궤양, 고혈압, 협심증, 동맥경화, 췌장염, 식도 정맥류 등의 합병증이 많은 것은 잘 알려져 있다. 특히 당뇨병과 고혈압의 동시이완이 있기 때문에 노인 알코올 사용장애 환자에게서 뇌혈관 질환 특히 뇌졸중으로 사망하거나 신체마비의 후유증을 남기는 경우가 많다.

2) 경계해야 할 삶의 변화나 증상들

신체의 문제로 병원을 찾은 노인 환자들은 일단 알코올 남용을 의심하라는 경고가 있다. 숨어있는 알코올 문제에 대한 경각심을 갖자는 뜻이다. 미국의 내과의사들 사이에도 "노인 환자는 일단은 알코올 남용자로 보아야 한다. 그렇지 않다는 사실이 증명되기 까지…"라는 말이 있다. 특히 노인 환자에게 정신증상이 있으면 의심의 여지가 커진다. 다음 열거한 증상이 있을 때는 알코올 남용을 의심해야 한다.

ㄱ. 구어장애(構語障碍) 즉 말을 더듬는 것인데 특히 말을 만드는 구강의 근육이나 혀가 원만하게 움직이지 않아 말이 정확히 들리지 않는다. 또한 목소리가 크고 파열성으로 폭발적이다.

ㄴ. 얼굴의 표정이 우울과 불안이 겹쳐있고 보기와 달리 예

민해서 알코올에 관한 화제나 질문이 나오면 짜증내고 화도 내며 화재를 피한다. 보기에는 둔하게 보이나 자신의 음주문제에는 과민 반응한다.

ㄷ. 기억장애가 있어 기억이 안 되는 부분을 적당히 넘기려 하거나 엉뚱한 거짓말로 대신한다. 정신집중이 어렵고 따라서 자세한 음주력에 관한 문진에 잘 응하지 않는다.

ㄹ. 감정이 불안정하고 기복이 잦고 심하다. 경조증(輕躁症) 또는 조증(躁症)으로 보일 정도로 상기되었다가 우울로 빠진다. 우울증이 수동성 우울이 아니라 능동성이라 초조해 하고 또 화를 잘 낸다.

ㅁ. 신체증상을 호소하고 재앙사고(災殃思考)가 특징이어서 신체 어디가 크게 잘못될 것을 걱정한다. 평소와 다르게 신체의 작은 문제를 확대 해석한다.

ㅂ. 작은 사고가 빈번 해져서 여기저기 상해가 생긴다. 병원이나 응급실 출입이 잦다. 몸에 상처가 많다.

ㅅ. 수면장애가 있다. 수면제 처방을 요구하고 아침에는 활동을 잘 못한다. 잠이 안 오기 때문에 수면제를 과용하거나 알코올과 수면제를 같이 쓰기 때문에 상승작용으로 아침에 정신이 맑지 않다. 이 때문에 수면제나 신경안정제를 남용하는 경우가 흔히 있다.

ㅇ. 소화가 잘 안 된다고 한다. 소화불량보다는 속이 거북하

거나 동통이 있거나 식욕이 없는 경우가 많다. 세끼 식사를 제대로 하지 않는다.

ㅈ. 위생상태가 좋지 않다. 외모에 신경을 쓰지 않고 만사가 귀찮다는 식으로 자신을 돌보지 않는다. 몸에서 악취가 난다거나 면도를 하지 않아 평상시 외모보다 누추해 보인다.

ㅊ. 알코올의 장기 과음은 피부에 변화를 가져와 지속적인 탈수로 주름이 늘고 조로의 현상이 나타난다. 얼굴의 혈관확장이나 피부의 홍조현상 등 알코올 의존자들의 특징이 눈에 띄고 특히 장기간 깎지 않은 수염에 좋지 않은 위생상태 등이 관찰되면 알코올 남용을 의심해야 한다.

3. 노인 알코올 과용에 대한 정신사회적 취약성

알코올 남용의 원인은 다원적이고 여러 가지 생물학적, 사회심리적, 경제적, 문화적 요소들이 개입된다. 노인의 건강 문제 역시 영향인자가 다양하다. 노인의 알코올 문제에 개입되는 정신사회적 인자는 너무나 많기 때문에 일일이 논하기 어려워 그중 중요한 이슈 두 가지만 논한다.

노인의 사회적 격리:

노인의 사회적 격리는 그들의 사회적인 신분이나 가족구조

그리고 어디에 살고 있는지 지역특성 등이 연관되어 있어 일반화해서 논할 수 없다. 그러나 영국의 GHS 조사 결과에 의하면 노인들을 아래의 5가지로 사회적 격리를 알아볼 수 있다고 하였다.

1) **필수품의 결핍** : 7가지 기본 항목의 소유 여부를 가지고 평가한다. ① 난방시설 없음, ② 전화가 없다, ③ 승용차가 없다, ④ 집을 소유하고 있지 않고 국공립 임대시설에 거주, ⑤ 한방에 1인 이상 동거, ⑥ 세대주가 정부 사회복지 지원을 받는 집에서 거주, ⑦ 인정받는 자격증이 없다 등의 7가지다.

2) **사회적 관계로부터의 소외** : ① 자식이나 친척을 1주일에 한번 이하로 본다, ② 이웃이나 친구와 1주일에 한번 미만으로 만나 이야기한다, ③ 이웃과 1 주일에 한번 이하로 이야기 하거나 같이 어떤 일을 한다. 이상 3가지 항목으로 채점하고 또 주관적으로 느끼는 외로움의 척도를 측정하고, 외부활동을 두번 이상 하는지를 종합하여 평가한다.

3) **시민행사 참여** : 교회, 성당, 사찰 등의 종교집회나 지역사회의 공적 모임 참석 여부를 본다.

4) **기본 봉사 및 복지 서비스를 받고 있는지** : 난방, 기본

생활 보조 등의 기초 서비스 5가지를 놓고 몇 개나 받고 있는지를 가지고 소외의 정도를 평가한다.

5) 이웃 만나는 것을 꺼리는지 밤에 집밖에 나가는 것을 두려워하고 두문불출 하는지 등을 알아본다.

노인의 사회적 격리 조사에 의하면 노인들의 사회적 격리로 인한 삶의 질의 하락은 심각한 문제로 특히 저소득층의 노인의 경우는 10명 중 7명에서 적어도 한 가지 영역에서 심각한 격리가 있다고 하였다. 조사인구의 2/5에서 한 가지 소외가 또 다른 소외로 연결되어 심각한 사회적 격리로 악화되는 것을 보았고 사회정책으로 노인들이 사회적으로 편하게 만날 수 있는 환경과 기회 그리고 기초서비스의 철저한 공급 등의 필요가 강하게 시사되었다. 그러나 무엇보다도 사회적으로 고립된 노인들의 문제는 고립에서 오는 심리적인 '외로움' 이다.

노인의 외로움 :

노인의 삶의 질을 좌우하는 인자에 대한 연구가 밝힌 사실은 노인들의 '삶이 어렵다' 는 주관적인 경험의 원인이 생물학적 요인보다 환경적 요인이 더 크다는 사실이다. 즉 몸이 쇠약해 진다든지 육체의 질병이나 기능의 제한으로 받는 고통보다

사회적 격리와 대인관계가 소원해 지는데서 오는 '외로움'이 더 견디기 힘들다는 것이다. 노인의 '외로움'에 대한 대표적인 연구가 영국의 론돈 대학과 부리스톨 대학교가 공동으로 실시한 65세 이상 노인 삶의 질과 Omnibus Survey를 겸한 조사 연구이다(2000, 2001). 이 연구의 결과를 보면 우선 노인들의 61%는 외롭지 않다고 하였고 31%가 가끔, 5%가 자주, 2%가 항상 외롭다고 하였다. 노인들에게 10년 전과 비교했을 경우를 물으니 68%가 외로움이 10년 전과 변화가 없다고 하였고 23%가 10년 동안에 현저하게 악화되었다고 하였고 흥미 있는 사실은 10%에서 10년 전보다 덜 외롭다고 보고하였다. 외롭다고 한 노인들의 반 이상이 특별한 시간대 예컨대 주말이 더 외롭다고 하였다. 노인의 외로움의 리스크를 보면 가장 두드러진 인자가 독신(결혼하지 않음)의 경우이고 다음이 혼자(사별, 이혼) 사는 경우이고 그 다음이 건강상태이다. 즉 사회적인 고립이 건강상태보다 외로움의 원인에서 더 중요하다는 뜻이다.

불행히도 이 '외로움'과 노인의 음주경향을 연결시켜 알아본 연구는 없다. 그러나 결혼 상태별로 노인의 음주경향을 알아본 조사는 있다. 즉 사회적인 고립과 음주량의 관계를 영국의 GHS 조사에서 알아보았다. 이 조사의 결과에 의하면 이혼했거나, 사별, 그리고 독신자들이 결혼해서 동거하는 노인에 비해 알코올 소비가 월등하게 많은 것을 볼 수 있다. 이 연구의 결과를 종합해 볼 때 노인들의 어려움 중에서 가장 견디기 힘든 것이 사회적 고립이고 거기서 오는 '외로움'을 달래는 방법의 하나로 노인들이 알코올에 의존 하는 것을 추측할 수 있다. 일단 알코올 사용장애가 있는 노인이 쉽게 음주를 포기하지 못하는 이유도 자명하다. 요컨대 노인 인구가 증가하면서 알코올 사용장애가 는다는 사실은 단순히 노인의 건강문제만이 아니라 이것이 심각한 사회적 문제이고 이 문제 해결을 위해서 단순히 치료나 재활만 강조할 것이 아니라 노인 복지에 대한 정부정책 특히 노인들의 사회적 격리를 최소화시킬 수 있는 국가의 정책이 마련되어야 노인의 알코올 사용장애에 대한 포괄적인 해결책이 된다고 믿는다.

4. 노인 알코올 사용장애의 특징

노인의 알코올 사용장애를 논하는데 우선 범주적 정의가 필요하다. 여기서 논하는 사용장애는 정신의학 진단기준인 DSM 그리고 ICD 진단기준에 의한 알코올 의존(Alcohol Dependence)을 말한다. 일반적 표현으로 소위 '알코올 의존'에 해당된다. 그러나 의존이라는 표현이 갖는 사회적 편견과 의존(依存)이 중독(中毒)과 혼돈될 경우 올 수 있는 오해를 피하기 위해 이 표현은 쓰지 않는다.

노인의 알코올 의존은 크게 두 가지로 구분한다. 그 하나는 이미 알코올 의존이 된지 오래되었지만 방치되었다가 병의 진화로 심하게 악화되었거나 신체적 정신적 합병증으로 치료가 불가피하게 된 경우이고, 또 하나는 오랜 음주력이 있으나 비교적 적응성인 사회적 기능을 유지해 오다가 어떤 촉발인자가 있어 음주의 패턴이 바뀌어 조절능력을 잃고 의존 수준에 도달한 경우다.

1) 조기 발생형

노인 알코올 의존의 2/3가 조기 발생형이다. 전문병원인 다사랑중앙병원 노인 입원환자의 대부분이 이에 속한다. 오랜 세월동안 과음한 경력이 있기 때문에 알코올로 인한 또는 노년기에 오는 여러 가지 건강문제를 동반한다. 가장 흔히 보는 신체 동반질환이 당뇨병, 고혈압, 간질환, 말초 신경염, 위궤양이고 정신질환으로 우울증, 조증, 불안, 공포증, 부부관계장애, 기억장애, 만성 수면장애, 금단증상, 인격장애 및 각종 정신병 등이 동반된다. 모두가 알코올의 장기간 남용의 직접적 또는 간접적인 결과이다. 대다수의 환자가 최근에 음주의 양상이 악화되거나 합병증의 악화로 치료개입이 불가피하게 되어 도움을 찾는다.

조기 발생형의 노인 알코올 의존환자는 이미 알코올 치료시설에 대한 경험이 있고 왜곡되게 발달한 짙은 의존성사고로 인해 치료에 저항하는 경우가 많다. 자신을 그리고 자신의 음주를 합리화시키는 의존성 사고는 나름대로의 비논리적 논리가 있어 그럴듯한 변명과 자기기만의 허구 이론이 있다. 그리고 의존성 사고가 노년기의 특징인 결정형(結晶型) 사고와 합쳐 고집 세게 자신의 논리를 주장하고 좀처럼 양보하지 않는다. 이 견고한 의존성 사고와 방어성 그리고 동반되는 적계심이나 분노가 가족과 치료진에게 어려움을 주는 것이 사실이다. 그러나 조기 발생형 노인 알코올 의존환자의 예후가 반드시 나쁜 것은 아니다. 단지 방어벽이 견고하게 보이기 때문에 그런 인상을 주는 것은 확실하다.

또한 합병증의 가능성이 많기 때문에 그만큼 회복과정이 복잡하고 지연된다. 그래서 지속적인 노력으로 회복을 제일 목표를 유지하는 데는 치료진과 긍정적 치료관계를 갖는 것이 매우 중요하다. 금주(禁酒) 초기에는 오랜 세월 동안 알코올의 자극에 의해 작동된 뇌의 보상경로와 쾌감을 주는 도파민과 같은 물질의 분비로 조건화된 관련 뇌세포 네트워크가 단주 후에 계속 술의 효과로 자극받기를 요구하는 '생물학적 갈망' 때문에 단주(斷酒)가 어렵다. 그래서 단주와 회복을 치료목표로 받아들이는 것을 거부하고 이를 촉구하는 치료진과도 치료관계가 형성되지 않는다. 그러니까 진심으로 자신이 술을 끊겠다는 결심을 하기가 힘들다. 회복으로의 전환동기가 되는 소위 '밑바닥 치기' 사건이 있어 결심을 하는 경우가 있는데 아무런 전환계기의 사건이 없을 때는 좀처럼 단주동기가 생기지 않는다. 밑 바닥치기도 웬만한 위협적인 사건이 아니면 움직이지 않는다. 예를 들면 간암(肝癌)이 있다는 사형선고 정도의 위협이 있지 않는 한 술 끊을 생각은 없고 간경변(肝硬變) 정도는 술을 끊으면 회복이 가능하다고 들은 이야기가 있어 술 끊을 생각을 하지 않는다.

치료에 대한 저항 때문에 인격장애를 의심할 정도로 대인관계가 부정적인 조기 발생형 환자가 예상 외로 단주에 대한 동기가 생기기도 한다. 이것은 그들이 겪어온 여러 가지 경험에서 배운 것들과 또 인생 주기의 마지막 단계인 노년기에 들어섰다는 특별한 자각과 나머지 인생을 정리하면서 무언가 변화가 있어 새로운 삶의 시작이 있어야겠다는 막연하나마 조급한 생각이 있기 때문이다. 이런 변화를 위해 그동안 남들을 괴롭힌 삶을 청산하고 술을 끊어 보겠다는 다짐이 마음속 한구석에 생기기 때문으로 예상된다. 이와 같이 인생주기의 필연적인 노년기의 고비를 계기로 단주를 결심하는 조기형 노인 알코올 의존자를 본 예가 적지 않다.

조기 발생형의 노인 알코올 의존환자가 회복에 대한 저항이 심하고 치료에 저항하고, 무엇보다도 장기간의 알코올 의존생활로 무책임한 존재로 또는 바람직하지 않은 부끄러운 존재가 된다. 이로 인하여 가족으로부터 회피의 대상이 되고, 가족이나 측근의 연민을 넘어 증오의 대상이 되어 그를 지지하는 주변상황이 아주 열악해진다면 이는 치료와 회복의 큰 걸림돌이 된다. 재산도 탕진하고 가족을 잊고 술만 찾던 사람들이라 사회적으로 소외되고 주위에서 이들을 도와주려는 사람을 발견하기가 어렵다. 재정적으로도 고갈되어있고 의료보호 환자로 전락하기 쉽다.

이 유형의 환자 회복에 가장 어려운 장벽이 그들의 낮은 자존감이다. 만사를 자신에게 희망이 없는 피해적 해석으로 진정한 회복과 도움의 길이 있는데도 무기력 한 상태로 스스로를 포기하고 만사를 술로만 해결하려 한다. 자신이 서서히 죽음의 길로 가고 있다는 사실을 알면서도 마치 그길 밖에는 선택이 없는 듯 스스로 체념한다.

조기 발생형 노인 알코올 의존환자에게 단주에 대한 동기를 부여하는 일이 쉽지 않지만, 인생의 중요한 전환점에 있어 변화가 필요하고 이것이 단주의 시작으로 본인에게도 '건강의 삶' 이 올 수 있다는 사실을 가족과 치료진 및 회복 중 동료들이 집요하게 설득해야 한다.

2) 후기 발생형

후기 발생형은 음주 역사는 길지만 그 동안의 술과의 관계에 변화가 온 경우이다. 즉 알코올 의존의 진단기준의 하나인 소위 '조절권'을 전에는 어느 정도 유지하다가 어떤 사건을 계기로 음주의 양상이 달라져서 '조절권'을 완전히 잃고 의존의 길에 들어서게 된 경우이다. 후기 발생형이라 해서 알코올 의존이나 인격의 변화 등 의존증상이 경한 것은 결코 아니다. 그들의 과거를 살펴보면 한 때 생산성 있는 사회생활을 해왔던 기간이 있고 제대로 학교 교육을 받아 고학력자이면서 적지 않은 수입과 그중에는 대단한 성공으로 사회적으로 높은 신분을 갖고 있는 경우가 많다. 한 때 안정된 가정이 있어 자식들도 성공적으로 장성하고 가족배경도 든든하지만 장기간의 과음과 술로 인한 인격변화로 가족들과의 관계가 악화되고 부부사이에도 회복이 어려울 정도의 균열이 생겨 이혼 같은 가족파괴가 이미 일어난 경우도 있다. 이런 경우에는 가족의 지지나 뒷받침을 기대하기 어렵다. 또 많은 경우 장기간의 알코올 의존기간이 있어 직장에서 해고 되거나 사업에서 실패를 거듭하면서 재산을 날려 자연히 가장의 위상도 하락하고 가족들도 정신적으로 소진 되어 회복의 희망을 잃게 되어서 가족의 지지를 다시 회복하기가 쉽지 않다. 조기 발생이든 후기성이든 노인 알코올 의존자에게서 흔히 보이는 문제는 장기간의 무책임한 의존생활에서 생긴 가족 특히 배우자의 누적된 분노이다. 이 실망과 누적된 분노에 대해서는 치료진의 가족치료

참여에 대한 간곡한 설득과 더불어 환자 본인이 12단계의 철학을 받아들여 자신의 음주가 끼친 여러 가지 고통의 상처를 인정하고 이에 대한 자신의 참회와 보상을 우선 단주로 시작해서 행동으로 보여주는 길 밖에는 없다. 진정한 참회와 행동의 변화가 없으면 이 배우자의 분노는 가라앉지 않는다.

후기 발생형에서 종종 음주양상이 극적으로 변하게 된 계기를 발견 할 때가 있다. 가장 흔한 사건이 가까운 이와의 사별 즉 상실의 고통이다. 그 외에도 실직이 됐거나 재산을 날렸거나 천지이변으로 재산파괴나 신체에 심각한 상해가 생겼을 때 등이 있다. 대부분 견디기 힘든 스트레스가 있어 이것이 계기가 되어 조절해 오던 음주 패턴이 무너져서 자기 조절능력을 잃고 의존에 빠져드는 것이다. 그러나 확실한 원인이 있다고 해서 그 스트레스나 상실을 심리적으로 다루어 원인제거를 통해서 '증상'으로 시작한 과음이 없애야 한다는 생각은 옳지 않은 생각이다. 알코올 의존에 관한 한 심리적인 원인 스트레스를 다루고 거기에 묶여있는 감정을 처리하는 것이 단주에 도움이 되지 않는다. 이 작업은 환자가 단주 한 후에 적어도 1년 이상의 세월이 지나 소위 '의존성 사고'가 어느 정도 거친 다음에 할 수 있다. 실제로 단주가 1년 정도 지속되면 원인 스트레스에 달려있는 감정들도 장기간의 단주로 맑은 자신의 정신으로 처리가 되어 더 이상 치료로 다룰 필요가 없게 된다.

또한 회복을 위한 투쟁을 하면서 이 촉발 사건에 대한 기억을 계속 더듬어 회상하면서 고통과 갈등의 기억도 이미 처리(processing) 상태가 되는 것이다.

후기 발생형 알코올 의존자들이 의존을 어떤 사건의 결과로 보고 우울증과 음주행동과 연결시켜 자신이 우울증 환자라고 자처하고 정신과 의사를 찾아 자신의 음주는 감추고 우울증만 호소하여 치료를 받는 경우가 있다. 또 충격적이었던 스트레스를 정신치료에서 집중적으로 다루는 치료를 고집하는 경우도 있다. 이것은 귀중한 시간낭비로 잘못된 접근이다. 알코올 의존자는 일단 단주가 제일의 목표이어야 한다. 간경화 같은 신체 합병증이 있더라도 치료는 일단 단주부터이다.

한때 자신의 능력으로 경제력도 있고 사회에서 인정도 받고 성공했던 사람이 후기성인 알코올 의존이 된 경우 자신의 능력에 대해서는 여전히 신뢰와 긍지가 남아 있을 수 있다. 조기 발생형에서 보는 낮은 자존감을 보는 것이 아니라 자신의 긍지가 비참하게 억눌리고 꺾인 데에 대한 한과 반발이 있다. 즉 방어성인 분노의 분출을 흔히 보게 된다. 또한 이것은 단주 후에도 당분간 지속된다. 이 분노는 마음 속 깊이 숨겨져 있는 '수치감'에서 비롯된다. 자신이 알코올을 조절 못하는데 대한 수치감, 그리고 음주의 결과로 생긴 많은 손해들, 남에게 준 상처들, 끊지 못하고 남들의 비난의 대상인 알코올 의존자가

된 신세가 된 것에 대한 수치감 등, 자신의 양심이 받아들일 수 없는 수치꺼리가 많은 것을 알고 이를 감추려는 시도가 자꾸 화로 표현된다. 또 화를 내면 사람들이 자기를 기피하니까 더 이상의 수치꺼리가 노출되지 않는다. 이 수치감의 처리는 알코올 의존환자 치료나 상담에서 아주 어렵고 반면 중요한 부분이다. 슬기롭게 다루는 기법이 필요하다.

이 후기 발생형이 상대적으로 회복 예후가 좋은 것은 사실이다. 연구결과에 의하면 일회 치료로 인한 회복율을 20%로 보고되었다. 조기 발생형에 비해 예후가 2배로 좋은 것으로 알려져 있다.

5. 노인 알코올 의존자의 치료와 재활

일반 알코올 의존 환자치료의 원칙이 대부분 노인 환자들에게도 적용이 된다. 다만 노인 환자들을 치료 할 때 특별히 지켜야 할 지침과 노년기에 대한 특별한 지식과 노인을 다룰 때 필요한 지혜를 생각해 본다.

1) 노년기를 철저하게 발달사적 견해로 보아야 한다:

나이가 들어 노인이 되어 보지 않으면 일반인이나 사회가 가지고 있는 노인에 대한 편견을 이해하지 못한다. 노인에 대해 편견을 갖는 것은 자기모순이다. 시간문제이지 우리는 모두 노인이 되기 때문이다. 편견이란 원래 자기가 될 수 없는 편에 대한 불리하고 옳지 않은 생각이다. 그 편견의 하나가 생물학적인 노화현상과 노년기를 동일시하는 것이다. 이것은 특히 의학을 배워 생물학적 관점에서 인간을 보는데 익숙해져 있는 의료진에서 더 심하다. 인간의 삶의 주기를 마치 세포들이 갖는 노쇠현상과 같이 보는 것이다. 그러니까 인간의 신체를 구성하고 있는 모든 세포들이 시간이 가면서 일방적이고 획일적으로 그리고 비가역성(非可逆性)으로 노화성 변성을 일으켜 점점 쇠퇴하고 기능을 잃어 결국 노폐물이 되어 쓰레기장에 버려진다는 일과성 사고이다. 모든 세포에게 일반적으로 다 오고 하루하루 변성의 길을 돌이켜지지 않는 발걸음으로 가고 있다는 것이다. 즉 나빠지기만 하지 절대로 도중에 역으로 좋아지지 않는다는 생각이다. 그러나 인간은 어머니 배속에서 태어나서부터 계속 '발달' 하게 되어 있다. 발달은 전진과 후퇴가 반복되고 이것이 어린 시절이나 사춘기를 지나서 멈추는 것이 아니라 죽는 날까지 발달은 지속된다. 흔히 발달은 젊은 시절에 왕성하고 일단 성인이 되면 멈추는 것으로 오해한다. 이것은 큰 오해로 인간이 한계가 있다는 사실을 깨닫고 시간에 대한 개념이 바뀌면 오히려 발달에 대한 요구는 커지고 또 발달의 크기와 속도가 크고 빠르다. 노년기가 전형적인 예이다. 가장 크고 빠른 발달의 변화를 일으키는 사람은 그가(암에 걸려) 살아있는 기간이 한정된 사실을 알고 있는 사람들이다. 남아있는 시간동안에 무언가 뜻있는 일을 완성해야 한다.

노인도 마찬가지다. 얼마 남지 않은 여생동안에 어떤 변화로 지금까지 하지 못했던 뜻있는 일을 완성해야 한다. 그러기 위해서 전력을 다할 각오도 있는 것 이다. 또 누구나 그런 일을 해낼 수 있는 잠재력이 있다. 지금까지 쓰지 않고 자신이 가지고 있는지도 몰랐던 잠재능력과 힘이 누구에게나 있는 것이다. 이 힘을 동원해야 한다. 유감스럽게도 많은 노인들이 이 잠재력이 있다는 사실을 모르고 살고 있다. 그리고 또 하나의 노인에 대한 편견이 노인은 약하고 하루하루 약해져가고 있고 능력도 떨어진다는 생각이다. 그래서 노인에게는 늘 휴식을 권한다. 일자리도 주지 않는다. 안타까운 사실은 세상에서 쓰고 있는 사회적 기준과 제도들도 노인에게 불리하게 만들어져 있다. 지상으로 나오는 지하철 출입구의 계단을 100개가 넘게 만든 다는 것은(양재역) 노인은 사용하지 말고 집에서 손자손녀 돌보고 계시라는 뜻이다. 잘못된 것을 늦게나마 깨닫고 차후에 승강기를 만들었지만 시행착오 후에 만든 승강기가 효율적일 수 가 없다. 시내버스가 정거장에 멈추고 사람이 타자마자 달리는 것을 체험해 보면 이것이 노인을 위한 버스가 아님이 분명하다. 이런 점에서 한국은 경로(敬老)는 커녕 노인에 가장 가혹한 편견을 가진 나라다. 외국에 가면 노인들이 거동하기가 편리하게 되어 있다. 사회적인 배려 때문이다.

반두라라는 심리학자가 주장 했듯이 노인들이 이같은 편견의 환경에 놓이기 때문에 스스로 능력이 없어지고 있다고 느끼고 이 같은 자신에 대한 개념이 더욱 수동적인 자세로 몰아 인위적인 사회성의 와해가 온다는 사회적 와해증후(Social Breakdown Syndrome)가 맞는 말이다.

요컨대 노인의 건강에 관한 한 반드시 노년기를 발달사적 견해로 볼 수 있어야 한다. 그래서 노년기에도 작심하면 무언가 배우고 긍정적인 움직임으로 뜻있고 보람있고 보다 건강해지는 길을 찾아 전에 없던 '창의력'을 발휘할 수 있는 잠재력이 있다고 믿어야 한다. 아무리 알코올 의존의 역사가 길고 무기력한 상태에서 건강도 좋지 못한 노인이라 할지라도 그가 일단 도움을 찾는다면 일단 이와 같은 '체질변화'를 일으킬 후보자로 보아야 한다.

2) 개개인이 가진 독특한 감정 표현방식을 이해하고 감정을 다룬다

노인과의 대화에서 중요한 것은 일단 그분을 존중하는 태도가 있어야 하고 또 진솔하게 접근 하면서 문제 대면은 우회적이 아니라 오히려 직설적인 방법이 효과적이다. 물론 직설적인 접근의 경우 분노로 반응 하는 것이 상례이다. 이때 분노를 인정하고 받아들이고 가만히 듣고 참으면 된다. 대면을 다시 되풀이해도 좋다. 이 분들은 의외로 훈련, 인내, 정직, 고집, 원칙등을 중요시 한다. '이렇게 하셔야 합니다' 했을 때 겉으로 크게 격노는 하지만 그래도 따르는 모습이 있으면 그것은 대성공이다. 만일에 조용한 자리에서 그분이 따라주는데 대한 감사의 표시를 하면 그 노인은 그 '정' 을 받아드린다. 표면상 아무리 상대방이 친절해도 그들은 쉽게 반응을 보여주지 않는다. '말 안 해도 통 한다' 는 식의 비밀 통로를 선호하는 점이 있다는 사실을 알아야 한다.

첫째로 노인들이 가지고 있는 감정 중에서 표현 하지 않고 감추고 있는 대표적인 것이 '외로움' 이다. 외로움을 다룰 때는 우선 그가 얼마나 사회적으로 고립되어 있는가를 보여주면 된다. 가족과의 관계 즉 얼마나 가족들이 그와의 접촉을 유지하는지, 장기간의 알코올 남용에서 가족들이 얼마나 좌절되어 그와의 접촉을 꺼리는지, 자식들과의 관계는 어떤지 등을 살펴보면 노인의 외로움이 파악된다. 가족에 대한 교육 모임에 같이 참석하게 하는 등 조심스럽게 주변의 접촉과 지지가 회복 되도록 유도하는 것이 중요하다. 상담에서 고독감 자체를 다루는 것보다는 그를 배려하는 사람들이 있고 그의 회복을 기다리고 지지하고 있다는 증거를 본인이 확인하는 것이 크게 도움이 된다.

둘째로 중요한 감정이 수치감이다. 수치감은 주로 예민성으로 나타난다. 특히 자신의 과거에 대한 죄책감이나 그의 음주 문제로 수치감이 자극되면 분노를 발산하고 그 화재로부터 즉시 회피하려고 한다. 그러나 단주가 제일 목표인 알코올 사용 문제 치료에서 술 문제를 다루지 않을 수 없다. 과거의 자신과 술과의 관계를 다룰 때는 개방성인 질문으로 변두리에서 중심으로 접근하는 방법을 쓴다. 문제를 선택해서 물어보는 식이 아니라 자기의 경험을 이야기로 전개시키는 질문에서 자연스럽게 술 문제가 나오도록 한다. 수치감 때문에 과거의 술 문제를 제외하고 이야기를 하려고 하지만 술 문제를 빼놓고 이야기가 불가능하다. 그래서 저절로 자신의 술 이야기 그리고 술이 자기에게 끼친 영향에 대해 말하게 된다. 스스로 수치감을 깨닫고 표현 하는 것이 바람직 하지만 듣는 이가 그 감정을 공감하고 경청하면 이 감정을 적어도 같이 나누는 격이어서 도움이 된다. 단주가 앞으로 이와 같은 고통스러운 감정을 씻어준다는 암시나 해석은 스스로를 용서할 수 있는 기회를 준다.

세 번째로 그들의 서글픈 우울이다. 혹은 겉으로 큰 소리 치거나 농담을 하려는 노력으로 감추기도 하지만 무언가 그와 같은 외모에 비치는 위장이 허하게 보인다. 이와 같은 허세를 그대로 받아주는 것이 좋고 그들의 개성을 인정해주고 '자기'

의 존재를 존중 해주는 것이 그의 자존감을 높여준다. 슬픔 배후에 상실(喪失)이 있을 때는 이에 관해 이야기를 하면서 슬픔을 같이 나누는 것이 도움이 된다. 슬픔이 있는 노인에게서 계속 후퇴하는 모습이 보이면 예후는 좋지 않다. 상실에다가 사회적 고립이 있으면 알코올에 대한 유혹을 뿌리칠 수 없다. 주변의 지지망을 구축해 주고 고립되지 않게 하면서 스스로 후퇴하는 자기 모습을 보게 하고 회피 하는 것 외에도 회복의 대안이 있고 그 회복이 가능하다는 사실을 계속 일깨워 주어야 한다.

3) 절대로 성급하게 서둘러서는 안 된다

노인들의 시간에 대한 개념은 젊은이들의 것과 다르다. 훨씬 성급하다. 노인 환자들이 퇴원을 서두르고 만사를 성급하게 진행 하는 것을, 천천히 그리고 조용히 진행하게 설득하는 것이 중요하다. 한두번 가족이 반문하면 마치 그동안 무너졌던 가족과의 관계가 회복된 것 같이 착각한다. 긍정적인 태도를 갖는 것은 바람직하나 비현실적으로 낙관적으로 매사가 잘 진행되고 해결되고 있다고 믿는 것을 그대로 받아들이면 또 하나의 실패를 자초하는 셈이다. 단계마다 완성의 매듭을 다짐하고 다음 단계로 옮기는 지혜가 필요하고 이 점을 강조해야 한다. 의존성 사고나 스트레스에 대한 취약성은 노인의 회복기에 더 긴 세월이 필요하다는 것을 명심해야 한다.

4) 단주와 더불어 건강을 장기목표로 삼는다

노인들에게는 건강이 제일 중요하고 그 분들도 그렇게 느끼고 있다. 건강에 대한 관심을 상기 시키고 그들이 스스로 돌보는 일종의 건강광(健康狂)으로 변신하는 것이 노인들의 단주를 유지하는데 크게 도움이 된다. 특히 신체적 합병증이나 성인병이 겸한 경우 증상 하나 하나에 대해 자세한 설명을 해주고 치료의 결과와 예후 그리고 일상생활에서 질병을 관리하고 건강을 증진(增進)시킬 수 있다는 점을 강조한다. 외국에서 유행하는 참 나이(real age) 개념, 긍정적 심리(positive psychology), 창의적 노년기, 건강증진법 등을 소개하면 호응이 좋다. 장기간의 과음으로 망가진 건강을 다시 찾는 것이 가능 할 뿐 아니라 새로운 삶의 출발이 되는 계기로 삼는다는 결심이 장래에 대한 새로운 전망을 준다. 구체적으로 또 개별적으로 어떤 규칙적인 운동이 도움이 되는지를 지시해 주고 반드시 실천할 것을 다짐한다. 운동 외에도 음식, 수면, 휴식, 활동, 취미생활, 대인관계 등 구체적으로 건강에 도움을 주는 지식을 제공한다. 특별히 노년기에 새로운 것을 배워서 스스로 학습문화를 만들어 삶에 의미를 만들고 부여하는 순향적 태도를 적극 권장한다. 새로운 것을 배우고 추궁하는 삶의 적극적인 태도가 실지로 수명을 연장해 준다는 과학적인 근거를 제시해 주는 것도 좋다.

5) 사회 지지망 또는 지지적 공동체

AA는 알코올 의존자들 회복 모임으로 좋은 지지적 공동체 역할을 한다. 후원자가 있는 것도 회복중인 의존자에게 큰 도움이 된다. 그러나 노인 의존자들은 AA에 다니면서도 별도로 의사와 관계를 유지하기를 원한다. 그들이 건강에 대한 안정감을 확보하기 위해서이다. 물론 개인적으로 지지정신치료를 정규적으로 갖는 것은 크게 도움이 된다. 그러나 개인치료가 사정상 어려울 때 의사, 경험이 많은 간호사, 사회사업가, 임상심리사들이 지도하는 집단 치료가 좋은 대안이 된다. 사실인즉 집단치료는 치료자 외에도 사회적 관계를 유지 할 수 있는 집단원이 있기 때문에 한층 더 유리하다. 이 집단치료는 10~15명으로 보통 다른 집단치료보다 인원이 많다. 보통 늦은 오후에 모이고 전체 시간을 2시간 잡고 처음 약 30분 동안은 커피나 간단한 다과를 나누면서 환담하는 시간이다. 반드시 치료자가 같이 있으면서 사적인 대화를 나눌 기회를 갖는다. 시간이 제한되어 있기 때문에 장시간의 논의는 할 수 없으나 문제가 있을 때 간단히 사적으로 의논 할 수 있고 대부분의 경우 정식 집단 치료 때 문제 제기를 해서 해결을 위한 논의에

붙인다. 문제해결을 위한 집단의 논의는 큰 효과가 있다. 흥미있는 것은 문제해결을 위해 자원해서 도와줄 사람이 생긴다는 것이다. 또 도움을 받은 사람은 다음 기회에 다른 사람의 문제에 도울 수 있는 기회를 제공한다. 집단 치료가 든든한 지지공동체가 될 뿐만 아니라 집단치료 후에 일반생활에서도 서로 도울 수 있는 네트워크가 형성된다. 혹시 도움이 남용되거나 필요이상의 도움개입으로 오히려 관계에 부정적 영향이 있으면 치료자가 정식 집단치료시 개입할 수 있다. 집단치료에서 통찰력이나 개인의 병리를 해석하는 접근은 피하고 주로 문제해결 및 상호지지와 감정 표현 등을 목적으로 한다.

6) 지속적인 치료

알코올 의존자들의 회복의 관건은 재발방지이다. 재발방지에 물론 개개인의 노력이 필요하지만 지속적인 사후 관리가 절대적이다. 특히 노인 의존자는 치료관계가 끊기면 안 된다. 후퇴하고 격리되기 쉬운 노인들은 적극적으로 사후 치료에 참석하게 하고 일일이 사전 독촉을 하고 만일에 결석하는 경우 이를 챙겨야 한다. 추적 집단치료에 초입자들은 집단원 중 한 사람이 담당해서 같이 참석할 수 있도록 마련해 준다. 노인들은 교통편이 쉽지 않기 때문에 교통편리도 해결해 줄 수 있는 동료가 크게 도움이 된다. 가족에게도 추적치료의 중요성을 알게 하고 늘 곁에서 독촉하고 참여할 수 있게 도움을 줄 것을 의뢰한다. 사회적 관계를 회피하고 격리되는 경향이 있는 노인도 지지적 공동체의 일원이 되어 좋은 관계가 형성되면 충실하게 참석 한다. 노인들의 집단의 참석률이 젊은이들의 그룹보다 훨씬 좋다는 것은 잘 알려진 사실이다. 일단 관계가 형성되기까지는 계속 참석할 수 있게 반드시 도와야 한다.

6. 상담시 치료자의 주의사항

1) 노인들 대부분이 정도의 차이는 있으나 어느 정도의 난청이 있다. 그리고 빨리 이야기하면 못알아 듣는다. 또 못 알아들었을 때 되묻지 않는다. 치료진은 노인들에게 큰소리로 분명하고 천천히 말해야 한다. 눈과 눈의 접촉이 있고 문법에 맞게 그리고 유행어 따위는 쓰지 않는다. 말은 부드러운 말이 효과가 있다.
2) 이야기를 들을 때는 공감적 경청이 특히 노인들과의 대화에서 필요하고 무엇보다도 그분들에 대한 존경을 보여야 한다. 전후의 말 사이 갈등의 지적이나 무엇이 옳고 그른 판단적 표현은 피해야 한다.
3) 신축성과 가변성을 가지고 견고사고나 의존사고 또는 기억장애로 논리가 맞지 않거나 모순이 있어도 자세한 내용을 캐내어 아는 것보다는 그 안에 담긴 의미를 파악 하는

것이 중요하다. 파악된 의미는 친절하게 알려주는 것도 좋다.

4) 대화의 주제를 상대방이 정하게 하거나 그가 선호하는 것으로 접근하는 것이 좋다. 현재 그가 있는 자리에서 그가 대면한 이슈로 시작하는 것이 원칙이다. 환자가 기억장애 등으로 이야기를 시작하고 이어가는데 어려움이 있으면 치료자가 암시하거나 틀을 잡아 줄 수 있다.
5) 면접을 너무 길게 하지 않는다. 환자가 이야기 하는 내용 중 정당한 것, 긍정적인 것, 공감 가는 것, 새로운 것, 흥미 있는 내용 등이 있으면 반드시 인정을 해준다.
6) 상담으로 돌봐드리는데 인내가 절대 필요하다.

제13장

알코올의존 회복 사례

회복자 사례를 이야기하기 전에, 알콜의존은 회복이 되는가? 라는 질문을 먼저하고 싶다.

20년 동안 술을 마신 환자가 있었다. 5년 전에 처음 입원을 했다. 처음에는 강제로 입원을 했기 때문에 치료를 받아들일 수가 없었다. 하지만 치료와 교육을 받으면서 여러 번의 재발을 통해서 자신의 술 문제를 알게 되었다. 처음에는 한두 잔 마시고 더 이상 안 마시는 것이 가능한 것 같은데 결국 일주일 이상 연속해서 마시는 상태가 된다는 것을 알게 되었다. 10개월 동안 술을 안 마시다가도 한잔 술을 대기 시작하면 결국 재발로 이어지면서 환자는 심한 좌절감을 느꼈고 자신감도 많이 잃게 되었다. 심지어는 친구들을 만나니까 술 마신다고 생각하여서 그 좋아하는 친구들을 6개월 동안 안 만나기도 하는 극단의 방법을 쓰기도 했으나 결과는 재발이었다. 어떻게 하면 술을 끊을 수 있는지 묻는다. 과연 끊는 것이 가능하냐고 주위의 환자들에게 물었다.

7년 동안 단주하는 환자의 이야기를 한 환자가 했다. 7년 동안 단주하면서 인간관계도 좋고 사회생활도 잘하고 있다고 하였다. 7년 동안 단주할 수 있는데 가장 도움이 된 것은 무엇이냐는 질문에 같은 술 문제를 가지고 있으면서 회복을 원하는 환우들과의 정기적인 만남이 단주에 가장 큰 도움이 되었다는 이야기를 했다. 처음 2년 3년 동안에는 술에 대한 유혹도 많았고 재발 위기도 많았으나 2, 3년이 지난 다음에는 편안하게 단주를 하고 있다는 것을 들었다고 했다. 다른 환자도 회복된 환우를 보았다고 했다. 그 회복 환자도 회복 환우들과의 정기적인 만남이 온전한 단주 생활에 가장 큰 도움이 되었다는 이야기를 들었다고 했다.

저자도 과거에는 술 문제가 회복이 된다는 얘기를 하기가 어려웠다. 왜냐하면 3개월 아니 1년 이상 입원했다가도 얼마 되지 않아 재발하는 환자를 보면서 과연 이병이 회복이 가능한 것인가란 의문이 생기기도 했다.

전공의 시절에도 다른 환자는 다 보겠는데 알콜 환자는 못 보겠다고 한 선배도 있었고 어떤 의사는 알콜 환자는 평생 격리해야 한다고 얘기하는 이야기를 들은 적도 있다. 의사도 그럴진데 병에 대한 편견에 가득 찬 일반인들이나 상처받은 가족들은 오죽하겠는가.

다사랑 병원에 입원하여 처음에는 치료에 저항하고 반사회적인 행동들을 보였던 환자들이 회복되는 모습을 경험하게 되었다. 3개월의 입원 치료 후에 사후모임에 꾸준히 나오면서, 매년 단주 칩을 받는 환자들을 보면서 이병은 회복이 된다는 확신을 갖게 되었다. 물론 치료과정에서 회복이 되지 않고 술에 빠져서 사망에 이르는 환자도 보았다. 하지만 적절한 시간과 적절한 방법으로 치료자와 보호자가 협조가 되어 환자의 회복에의 힘을 끌어낸다면 치료가 될 환자가 의외로 많다는 사실을 알게 되었다.

알콜로 인한 뇌의 손상으로 여러 심각한 증상들이 생기는데 과연 회복이 될까하는 의구심이 생긴다. 저자의 경험상 입원한 후에 2주가 지났어도(금단증상이 사라지는 시기) 치료진과 대화가 어렵고 의료진이 아닌 타 환우들이 보기에도 적절하게 기능하지 못하고 심하게 뇌손상이 있을 거라고 생각되었던 환자가 시간이 지나면서 점점 회복되었다. 나중에는 병동 선거에서 부회장이 되어서 적절하게 역할을 하게 되는 것을 본 경험이 있다. 처음에는 심하게 떨면서 걷지도 못했던 환자가 몇 개월이 지나자 자신의 몸을 가누는 것은 물론 타환우를 돕는 것을 보면서 인간의 자생력의 놀라운 모습을 보게 되었다.

임상경험과 더불어 최근의 연구에서도 3개월 내지 4개월 동안의 단주 후에 유의한 뇌의 변화가 보고되었다. 하지만 환자나 보호자들은 말한다. 퇴원 후에 다시 술을 마시면 어떻게 하냐고? 실제로 3개월 동안 치료 후에도 재발하는 경우가 많다. 퇴원 후 3개월 이내에 재발하는 확률이 매우 높다. 저자도 3개월 동안 병원에서 하라는 대로 열심히 한 환자가 재발하는 것을 보면서 알콜 의존의 회복에 회의가 든 적이 있다. 하지만 재발한 이유를 충분히 복귀해보니 사후관리가 안된 점과 3개월간의 기간 동안에 스트레스 해소 능력이 충분히 커지지 못한 점이 있었음을 알게 되었다. 사후관리는 최소 2년 동안의 안정기가 필요하다. 2년간 단주를 한 환자가 그 후에 10년간 단주할 확률이 80%라는 중요한 연구결과가 있다. 80%라는 것은 엄청난 결과다. 재발한 20%도 심각한 재발은 아니었고 회복으로 가는 와중에 생긴 재발이었다. 위의 결과를 종합하면 알콜 의존은 충분한 시간과 적절한 치료 시 회복이 가능한 뇌의 병이다. 다시 요약하면 3개월 정도의 입원 치료 후에 즉, 회복으로의 전환점을 만든 후에 2년 동안의 사후 치료를 받으면서 단주를 하면 회복이 되는 뇌의 병이다.

알콜 의존이 회복되면서 상황판단능력이나. 분노조절능력,

기억력은 회복이 점차 되나 음주조절능력만은 회복이 되지 않는다. 그래서 회복된 알콜 환자도 한 잔의 술을 마시면 재발을 하는 것이다. 하지만 재발에 대한 스스로의 평가는 엄청나게 다르다. 전환점이 만들어지지 않은 환자는 재발을 여전히 외부의 문제로 보고 자신에게는 문제가 없었음을 강조한다. 반면 3개월간의 전환점을 만든 환자는 재발 원인을 자신의 문제로 받아들이고 재발이라는 위기를 회복으로의 여정으로 받아들인다.

물론 한달동안 치료받고도 꾸준히 사후모임에 나오면서 1년 이상 단주하는 환자도 있다. 이런 경우는 이전 사회적응 능력이 뛰어났었고, 직업도 있고, 가족의 지지도 있고, 외부 스트레스가 적은 경우이다. 하지만 위의 경우가 아닌 경우는 충분한 시간이 절대적으로 필요하다. 또한 사후모임에 꾸준히 나와서 자신의 스트레스를 적정선에서 관리하는 것이 절대적으로 필요하다.

임상경험상 직업이 없이 생 단주를 한 경우는 8개월을 넘긴 경우를 못 보았다. 직업이 있는 경우는 사후 모임 없이 1년 6개월까지 단주하는 것을 보았다. 하지만 더 이상은 어렵다는 것을 많이 보게 되었다.(경험이 더 쌓이면 저자가 틀릴 수도 있지만 아직까지는 그렇다.)

요약하면 알콜의존으로 손상된 뇌는 알콜성 치매로 진행되지 않은 한 충분한 시간과 적절한 방법으로 회복이 가능하다.

회복자 사례 1

B씨는 머리는 헝클어지고 지저분한 몸에 냄새가 나는 상태로 입원하였다. 왜 나를 입원시키냐며 심한 욕설을 하였고 "다 죽여버리겠다"며 입원에 저항하였다. 보호자는 겁에 질려서 두려워하는 표정이 역력했다. 지속적으로 퇴원요구하며 치료자에게 반말하며 언성을 높이고 바닥에 침을 뱉는 행동 보였다. "차라리 교도소로 보내줘 내가 여기는 안 있어 밤길 조심해" "무슨 일 저지르면 당신 책임져. 오늘부터 나 밥도 안 먹을 거야" 등 수없이 치료자를 위협하고 퇴원을 요구했다. 타해의 우려가 있어서 강박치료도 시행되었다. 도저히 치료가 안될 것 같았다. 치료자 회의에서 다른 환자를 선동하고 다른 환자의 치료까지 방해하는 것 같아서 퇴원시키자는 의견이 나왔다. 하지만 금단증상이라도 호전된 다음에 퇴원시켜야 되지 않겠느냐는 의견이 나와 조금 더 지켜보기로 했다. 한 달쯤 지나면서 입에서 나오는 말이 욕설이었고 나오는 행동은 위협 그 자체였던 환자가 교육에도 참가하고, 병동일도 돕고, 다른 환자도 돕는 것이 아닌가. 말투는 약간 거칠지만 처음보다는 양반이었다. 1단계 발표도 하는 것이 아닌가. 개방병동도 진입하고, 2단계, 4단계 발표를 했다. 회복자들 모임에도 빠지지 않고 다녔다. 지켜보는 환우들도 놀라고 치료자도 놀라고 보호자도 놀랐다. 술 마시기 전에 모습으로 돌아와 보니 성격파탄자의 모습은 온데 간데 없고 세심하고 여성적이고 감성적이고 남에게 싫은 소리도 잘 하지 못하는 성격으로 돌아오게 되었다.

환자는 퇴원해서 1년 동안 단주를 했다. 재발을 한 후에도 스스로 병원에 입원해서 다시 치료를 받고 회복중이다. 놀라운 변화다. 보호자도 본인도 이렇게 변할 것이라고 처음에는 생각하지 못했지만 적절한 치료로 분명하게 회복으로의 변화가 있었다.

회복자 사례 2

S씨는 자신의 입장을 잘 표현하지 못하고 남한테 싫은 소리나 거절을 잘 못한다. 언젠가부터 스트레스가 쌓이면 술을 마시게 되었고 인사불성으로 아무데서나 자곤 하여서 걱정이 된 가족이 입원을 시켰다. 처음에는 정신병원에 입원이 되었다가 2주간의 회복을 거친 다음에 가족이 수소문을 한 결과 알콜 전문 병원인 본원에 오게 되었다. 환자는 치료자가 하자는 대로 치료를 잘 따랐다. 하지만 자신의 감정이나 어려움을 상대방에게 이야기하거나 해결하는 데는 어려움이 많았다. 모임에서도 자신의 감정이나 느낌을 이야기하지 못했고 말을 하면 무슨 말인지 알아듣기가 어려웠다. 너무나 착해서 자신의 주장을 적절히 못해서 정글 같은 세상에 적응하기가 어려울 것 같다는 느낌을 많이 받았다. 환자는 3개월간의 교육을 마치고 재활반에 편입되었다. 1년간 휴직하는 동안 병원에 있으면서 술 문제를 더 확실히 치료받고 자신의 감정을 표현하고 문제를 해결하는데 시간을 할애하도록 했다. 1년 동안의 치료를 받으면서 병원의존증이 생겨서 퇴원하면 바로 재발되지 않을까하는 두려움이 환자는 물론 치료자도 있었다.

1년이 되는 시점에서 퇴원을 했다. 퇴원을 하고 직장에 복귀하면서 환자는 여러 어려움을 치료자에게 이야기했다. 회식 때, 직장동료들의 비꼬는 말투, 술 충동이 생길 때, 외로움을 느낄 때, 직장일이 힘들어질 때 등을 이야기하고 마음이 편해지곤 했다. 또 회복자 모임에도 매주 토요일 나와서 자신의 어려움을 이야기했다. 자기 표현능력과 문제 해결능력이 처음에 입원할 때보다 엄청나게 나아졌다. 현재 환자는 퇴원해서 1년 8개월째 단주중이며 매주 회복자 모임에 나오고 있다. 어떤 환자는 개방적인 환경에서 1~2년 정도의 재활이 필요한 경우도 있다는 생각이 든다. 만약 이환자분이 조기에 퇴원했다면 지금까지 단주 할 수 있었을까 의문이 든다. 환자 개개인에 맞추어진 회복이 필요하고 때로는 장기간의 치료가 필요한 경우도 있는 것 같다.

회복자 사례 3

2개월여의 입원 치료 후에 환자가 느낀 것을 직접 쓴 글이다.

수전증... 그리고 습관이 되어버린 음주. 퇴근시간이 다가오면 나는 더더욱 부산하다. 벌써부터 밀려오는 술 생각들... 갑자기 언제인지는 기억나지 않지만 수전증이 시작되었고 그를 멈추기 위해 아침 출근 후 몰래 슈퍼에 가서 캔 맥주를 계산이 끝나기도 전에 물 한 모금 마시듯 한 캔을 시원하게 넘긴다.

수전증이 심해지면서 직원들과 점심식사를 피해버린 것도 오래됐고 내 자신이 알콜의존이란 것을 느끼고 한편으로는 인정할 수 없는 마음에 이병원 저병원 개인병원의 신경정신과까지 다녀보았지만 내가 알콜의존인 것은 당연한 현실이었고 여러 의사들이 전문병원에서 치료를 권했지만 귀담아 듣지 않았다. 괜찮아질꺼야. 괜찮아질꺼야. 내 자신에게 주문을 걸고 있었다. 그러던 어느 날 그런 날도 어김없이 술을 마셨고 필름이 끊겼는데 결국 사고를 치고 말았다. 우울증이 있었던 나는 술을 마시고 자살을 시도한 것이었다. 다행히 스카프의 줄이 끊어져서 살기는 했지만 목에 남은 상처와 귀 언저리까지 남은 멍자국은 나를 더더욱 미치게 만들었고 고민의 끝에 형부에게 도움을 청했다. 부모님의 반대에도 불구하고 동거부터 시작한 전남편과의 사이는 좋을 리가 없었고 우리의 사이는 출산을 앞두고 극에 달했지만 아이만은 포기할 수 없었기에 다시한번 고집을 피워 아이를 낳았고 지금까지 부모님께 끼친 걱정을 생각하니 차마 부모님에게는 입이 떨어지지 않았었기 때문이다.(결국 지금 나는 7살난 딸을 낳아 혼자 기르고 있다.)

형부는 내 문제의 심각성을 깨닫고 부모님과 상의 후 바로 입원을 시켰다. 하지만 격리병동에서 제한된 규칙, 모든 게 좋을수만은 없었고 한 달이 채 안 돼서 퇴원요구를 하기 시작했다. 식구들의 반응은 냉담했다. 그도 그럴 것이 내 입원과 동시에 가족들도 가족 치료프로그램을 철저하게 받으며 알콜이란 병이 가족병이며 우리가 기존에 알고 있는 것보다 훨씬 더 무섭다는 것을 알게 되었기 때문이다.

나는 그렇게 포기반 수용반으로 교육에 임하기 시작했고 이왕 시작한 것이므로 모든 수업에 집중했다. 하루하루 시간이 지나고 두 달이 되자. 이제 가족들이 퇴원을 말한다. 두 달전 내 모습과 후의 모습에서 많은 변화를 느꼈고 가족들은 밝아진 내 모습으로 너무나 행복해 하는 것이다. 하지만 나는 아직도 병원에 있다. 이제는 깨달을 수가 있다. 의사 선생님의 생각, 상담선생님의 마음, 치료과정을 정하는 것에 있어서는 다 뜻이 있는 것 같다. 현재 나는 병원에서 회복프로그램을 받고 있다. 그리고 단주 모임인 AA에도 참가하고 있다. 이 글을 쓰는 순간 나는 얼마나 행복한지 모른다. 내가 다시 웃을 수 있고 긍정적인 사고로 바뀐 내 자신이 부끄러운 말이지만 대견하다는 느낌이다.

지금도 병원에는 여성 신환자들이 들어온다. 자의든 타의든 처음 겪어 보는 격리병동에 대해 많은 어려움을 호소하고 특히 타의로 들어온 환자의 경우 복수심 배신감으로 가득차 가족을 원망하며 교육도 무시한 채 치료진과 잦은 마찰을 일으킨다.

나는 그들에게 어떠한 것도 해줄 수가 없다.

왜냐하면 자의로 입원한 나였어도 처음엔 힘듦을 겪었고 그들이 겪은 고통을 나도 겪었기에.. 하지만 교육만큼은 꼭 강제로라도 받으라고 한다. 교육을 받음으로써 그들도 알콜의 무서움을 알콜의 교묘함을 그리고 알콜로 인해 생기는 합병증. 알콜의존자인 우리로 인해 고통 받는 가족들의 마음을 이해하고 치료에 대해 필요성을 느끼게 해주고 싶어서이다. 요즘 환우들이 가끔씩 내게 힘들 때 도움을 요청한다. 나는 그들의 이야기를 들어주고 도움이 될만한 이야기도 해주며 마지막에 항상 해주는 말이 있다.

"그래도 당신은 행복한 사람이다. 당신을 사랑하는 가족이 있기 때문에 이런 병원에 올 수 있었고 치료를 받을 수 있기 때문이다. 지금의 미움은 나중에 감사의 마음으로 변할 것이다. 그리고 한마디 더 생각과 행동과 마음은 모두 자기 자신이 선택한 것이다. 남탓을 하고 투사를 하기전 왜 당신이 이렇게 되었는지 원인을 들여다보라고."

제14장

환자에게 보내는 글

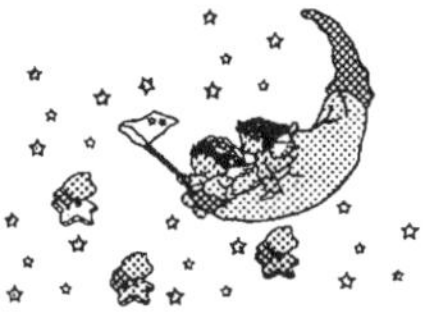

처음 입원하신 환자분께

처음 알코올 의존증이라는 진단을 받았을 때 어느 누구도 당황하지 않고 진심으로 자신의 문제로 받아들인 경우는 없습니다. 불쾌하고 화가 나기도 합니다. 내가 알아서 할 수 있는 문제를 가족들이 의심한다고 섭섭해 하기도 합니다. 가족의 입원 결정에 납득을 하지 못하는 경우가 대부분입니다. 하지만 우선 마음을 진정하시고 당장의 입원이 당신에게 해롭지는 않다는 사실을 받아들이시기 바랍니다. 병원 입원은 당신을 불명예스럽게 하지도 않고 비인격적으로 대우하지도 않습니다. 입원 결정을 내린 가족은 수도 없이 많은 망설임 끝에 내린 선택이었고 사랑하는 사람을 위해 해야 할 결정이었음을 우선 이해하시고 무슨 이유로 치료라는 선택을 하게 되었는지 알아보도록 해야 될 것입니다. 차분하게 가족과 대화를 나누시고 그들이 겪어온 내 술 문제가 어느 정도 심각하였는지 솔직하게 말해달라고 청하시길 바랍니다.

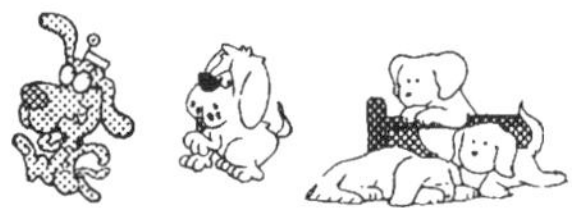

알코올 의존증의 시작은 술을 내 뜻대로 자제하지 못하는 시점에서 시작됩니다. 조금만 적당히 마셔야겠다고 다짐했지만 그렇게 되지 못한 경우가 있지 않았는지요? 내일은 마시지 말아야겠다던 계획을 어떤 이유로든 지키지 못한 경우가 없었는지요? 술을 끊겠다는 맹세가 거짓말이 되어 버린 적은 없었는지요? 한 번 마신 술이 며칠 연속으로 이어진 적은 없었는지요? 이런 경우가 있었다고 대답하신다면 당신은 알코올 의존증이라는 병에 걸린 것입니다. 또한 술 문제가 있음에도 불구하고 계속 음주를 하는 경우, 이 역시 알코올 의존증이라고 합니다. 간염 등 술로 인한 진단에도 불구하고 음주를 계속 하거나 술이 깰 때 심각한 금단증세를 경험하면서도 다시 술을 찾지는 않았습니까? 술이 없이는 사업이나 개인적인 일에서 잘해낼 수가 없다는 신념을 가지고 있었다면 심리적으로 알코올에 의존되어 있다고 할 것입니다. 우리나라 성인 10명중 1명은 알코올의존 초기 이상의 진행 과정 중에 있다고 의학자들은 판단하고 있습니다. 실제로 우리 주위에 많은 사람들이 알코올에 의존되어 삶을 살아가고 있습니다.

진행이 점차 이루어지면서 어느 누구도 예외 없이 간질환과 당뇨 등 신체질환이 생겨나고 성격이 황폐화되고 모든 관계들이 악화되고 있음이 사실입니다. 어느 가정도 술에 의존된 가장으로 인하여 고통 받지 않는 경우가 없었습니다. 병이 진행되어 술 없는 삶을 살 수 없게 되면 자신의 술 문제에 대한 의심은 오히려 없어지고 자신의 문제를 보지 않으려는 일들이 단순할 정도로 고집스럽게 이루어집니다.

이 병은 참으로 무섭게 진행되고 결국 생사의 문제로 귀착이 되어가는 병입니다. 개인적인 파멸뿐만 아니라 가정의 파멸과 자녀에게로 유전적으로나 술 취한 모습을 학습시키는 식으로나 대물림하는 결과를 낳게 됩니다. 자신은 가족을 위해 열심히 살기위해 술을 사용하게 되었지만 이로 인해 오히려 가정이 고통 받는 일이 초래되기 시작한 것입니다. 가족과 행복해지기 위해 인생의 모든 것을 바치려 했지만 지금의 결과는 오히려 가족의 행복한 웃음 대신 그들의 신음소리로 바뀌졌는데 정작 자신은 이 신음소리를 듣지 않으려 하고 있지 않나 생각해보시길 바랍니다.

처음 치료 시작한 후 약 3주간은 금단증상으로 인해 술 생각만 나고 이런 말들은 귀에 들어오지 않습니다. 하지만 거의 모든 사람들이 금단증상이 지나고 나면 자신의 문제를 받아들이기 시작했습니다. 다시 가족과 화해하고 그들과 나의 고통을 서로 이해하는 시간을 갖게 됩니다. 변화를 생각하게 됩니다. 이 시기는 참으로 중요하니 심사숙고 하기바랍니다. 더 이상 조절해서 마실 수 없다는 치료진의 선고는 쉽게 받아들이기 어렵습니다. 하지만 이때 적당히 마시기로 마음먹고 목표를 적당하게 타협하는 일은 없기 바랍니다. 가족에게나 치료진에게는 단주를 하겠다고 하지만 속마음에서는 아직 음주를 포기하지 않는 경우가 대부분입니다. 이 경우 당신은 더 심사숙고 끝에 나올 결론을 위해 더 많은 시행착오와 재입원을 예약해 놓았다고 할 것입니다.

건강과 가족과의 행복보다 더 중요한 가치는 없으리라 생각합니다. 치료를 받아들이기 시작했다면 당신에게는 합리적인 수용 능력과 변화를 과감히 시도하는 용기가 있다고 격려하고 싶습니다.

재입원을 하신 분께

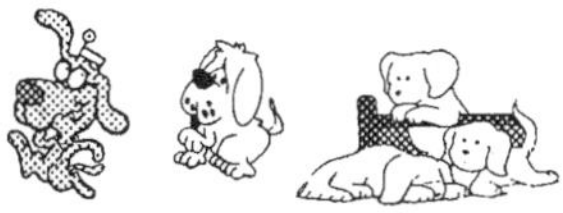

당신은 재입원으로 인하여 많은 상심에 빠지셨을 겁니다. 조절할 수 있다고 자신했던 일들이 실패하였다는 것에 대해 변명을 할 지 모릅니다. 그 일만 없었다면 지금도 계속 적당히 마실 수 있다고 말입니다. 어쩌다 한 번씩은 음주를 할 수 있지 않나 생각하고 실제로 시도해보셨습니다. 결과는 참담합니다. 조절은 불가능했습니다. 이런 경험은 당신에게 더욱 확고한 결론을 내리도록 합니다. 이제 적당한 음주를 목표로 하기보다는 완전한 단주를 해야겠다고 결론내리고 그 일이 가능하도록 계획을 세우고 구체적인 방법을 터득하시길 바랍니다. 재입원은 이제 그런 과제를 수행하도록 고안되어 있습니다. 당신은 지난 입원보다 겸손하고 정직해져야 합니다. 지난 입원보다 더 깊은 통찰이 이루어져야 합니다. 그러한 통찰의 영역이 술 문제의 범위를 넘어서 술을 마시게 만든 원인에 까지 미친다면 정말 대단한 일입니다. 그 통찰은 두려움과 감추고 싶은 마음에 의해 약해집니다. 과감하게 들여다보고 그 내용을 치료진이나 협심자들과 공유하길 권합니다. 회복은 더 많이 개방하고 공유하는 사람들에게는 순조롭게 진행되었지만 마음을 열지 않는 분들에게는 많은 시행착오와 괴로움을 가져왔습니다. 술 문제를 해결하려고 하다 보니 자신이 사회와 관계 맺는 방식과 내면의 갈등을 처리하는 성격의 문제까지 관심을 갖게 된 것입니다.

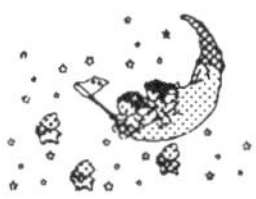

알코올의존증에는 이 병이 싹트게 했던 뿌리가 있고 그로 인해 생긴 열매 중에 하나가 알코올의존증이라는 견해도 있습니다. 그 뿌리는 유전적인 성향과 성장 과정 중에 생겨난 패턴으로 인한 취약성, 성격문제 등이 포함됩니다. 하지만 가장 중요한 알코올 의존의 원인은 고통스런 현실로 부터의 도피입니다. 모든 의존은 현실도피를 가져옵니다. 실패나 상실의 경험이 있고난 후부터 음주가 심해진 경우가 대부분입니다. 이제 당신이 음주를 더 이상 하지 않기 위해서는 현실에 다시 성공적으로 접근해야하고 이때 성공의 개념을 새로 정립하길 권합니다. 돈을 많이 버는 일을 더 이상 성공의 전부라 부르지 않길 바랍니다. 어떤 상황에서든 심신이 건강하고 긍정적인 사람이 된다면 좋겠습니다. 그래서 항상 마음이 평안하고 이를 가족과 함께 공유하게 된다면 이게 성공이 아닐까 생각해봅니다.

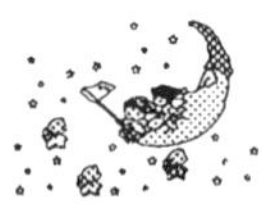

치료가 시작된 모두에게서 회복은 이루어졌습니다. 단 회복은 어느 시점에서 확실하게 이루어지는 일이 아니고 계속

해서 이루어지는 과정입니다. 단주를 결심하게 되고 시행착오를 겪게 되고 그 일을 통해 겸손해지고 많이 배워 술로 인한 유혹에 더 이상 흔들리지 않을 뿐만 아니라 점차 마음수련이 깊어져 존경스러운 회복자로 변모해 갔습니다. 항상 "회복중"이라고 말합니다. 마음수련이 게을러지면 재발의 위험이 가까이 와 있고 합니다. 질병으로 인하여 오히려 삶의 방향을 바꾸고 사는 방식을 바꾼 분도 많습니다. 그 분들 중에 어떤 분은 이게 하나님의 섭리인가? 라고 묻기도 합니다.

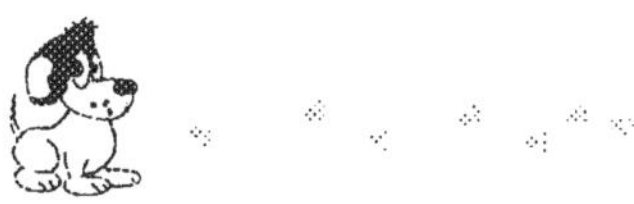

그동안 술로 인해 의존적으로 살아오신 분들은 지금부터 오히려 그들에게 베풀어주고 버팀목이 되어주시기 바랍니다. 술에만 의지한 게 아니라 더 많은 관계성에 의존하지 않았나 검토해보십시오. 큰돈은 아니어도 내가 번 돈으로 가족과 행복하게 나누시길 권합니다. 당신의 회복은 자녀에게 말할 수 없이 소중한 유산으로 기억될 것이며 자녀들이 살아가면서 당신이 했던 것처럼 용기 있게 살아나갈 것입니다.

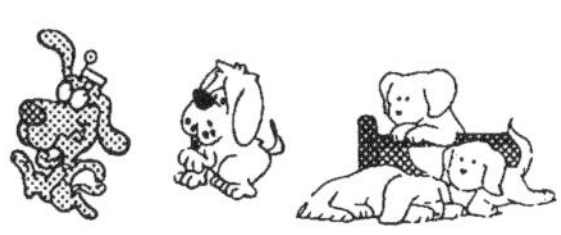

퇴원을 앞두신 분께

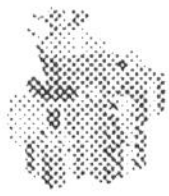

치료과정을 다 마치고 퇴원하시는 분들이나 도중에 퇴원하시는 분들이나 퇴원을 앞두고 두렵기는 마찬가지입니다. 이제 강력한 유혹의 힘을 가진 술장사 골리앗과 아직 왜소한 힘의 당신과의 싸움이 시작되었습니다. 술장사가 얼마나 강력한지를 모르는 사람들은 자신 있다고 퇴원만을 고집하였습니다. 그 결과 많은 사람들이 맥없이 무너지고 맙니다.

마음속에 아직도 조절음주에 대한 기대가 자리 잡은 사람은 2주가 채 지나기도 전에 재음주를 하고 말 것입니다. 단주를 결심한분들은 3개월이 고비입니다. 퇴원 후 3개월 이내에 맞닥뜨릴 수 있는 생활 스트레스를 경험하게 되고 이때 심각한 고비를 맞게 됩니다. 하지만 무사히 3개월을 넘긴 분들은 그 여세를 몰아 1년까지의 단주가 가능할 수 있습니다. 여러분의 단주목표 기간은 대략 2-3년이라 할 수 있습니다. 그 기간이 지나고 나면 저항력이 커져 어지간한 유혹에는 흔들리지 않을 거라 기대합니다. 하지만 꼭 그런 것만은 아닙니다. 5년이 지나 10년 동안 단주하신 분들 중에도 회복 프로그램 실천을 중단하신 분은 언제든지 재발이 가능합니다. 재발을 하는 경우는 두 가지입니다. 게을러 녹이 설은 경우이거나 자신에 대한 과신이 지나친 경우입니다.

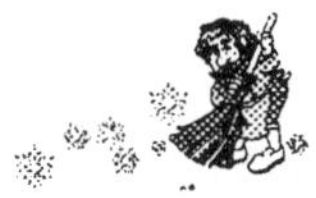

단주한지 24개월 이내에는 단주생활의 미숙으로 인하여 스트레스를 처리하지 못하여 점차 술을 그리워하는 생리적 상태인 마른주정에 빠지기 일쑤입니다. 조그마한 스트레스는 이겨 내지만 점차 더 큰 스트레스가 엄습해와 한계상황에 빠지기도 합니다. 단주 생활은 이렇게 생활 스트레스의 한계를 술 없이도 적응하고 넓혀가는 과정이라 할 것입니다. 시간이 지날수록 당신은 강해져 가고 있습니다.

흔히 술만 안마시면 술로 인한 문제가 다 해결될 것으로 보는 일은 오산입니다. 술로 인한 후유증은 별도의 노력을 들여 해결해가야 합니다. 그래서 당신은 단주와 이를 뒷받침하여 후유증을 없애가는 온전한 단주 생활을 목표로 살아가는 게 맞습니다. 신체적인 후유증을 해결하기 위하여 약 복용과 정기적인 외래 방문을 놓치지 마십시오. 자신에 맞는 적극적인 운동을 활용하기 바랍니다. 등산이나 구기운동 등을 절대적인 취미로 가져가시길 권합니다. 관계상의 후유증을 해결하기 위해 당신이 빚진 사람에게 적극적으로 보상을 해주기 바랍니다. 위로의 말과 공감하는 경청이 필수입니다. 용서하지 못한 사람이 있다면 기꺼이 용서해주시길 권합니다. 마음의 화를 안고 사는 동안 마음의 평안을 가져올 수 없기 때문입니다. 그동안 가족과의 갈등의 골은 얼마나 깊어졌는지 모릅니다. 지금부터 하나씩 하나씩 해결해가는 마음으로 그들과 대화를 시작하기 바랍니다.

경제적인 문제와 외로움의 문제는 또한 해결해야 할 중요한 과제들입니다. 경제적으로 더 이상 도움 받지 않고 홀로서기를 할 수 있어야 진정한 의미의 독립이 가능하다고 봅니다. 외로움은 단주의 큰 적이라 할 수 있습니다. 이 병은 외로움의 병입니다. 외로워 술을 찾았고 술이 친구고 애인이었기 때문에 이제 술 없이 외로운 생활을 이겨내기란 보통 쉬운 일이 아닙니다. 모임에 나가서 대화하고 헌신자와 봉사하는 활동 등을 생활의 일부로 가져오기 바랍니다. 병원에 자주 나가 어울리는 일도 권합니다.

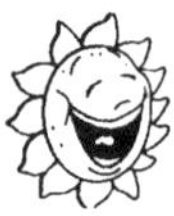

가장 근본적인 후유증은 영적인 흔들림이었다고 할 수 있습니다. 삶의 의미를 찾을 수 가 없었고 수시로 자살 충동에 시달렸었습니다. 진정으로 회복되는 사람들은 이 병을 통하여 새로운 삶의 에너지를 충전합니다. 삶의 방향도 뚜렷하게 세워 나갑니다.

자신이 재발하기 쉬운 고위험상황을 꼭 알고 이에 대한 해법을 가지고 있어야 합니다. 오랫동안 화를 품지 말 것, 오랫동안 외로움을 품지 말 것, 배고프지 말 것, 피곤해지지 않도록 할 것, 술좌석을 피할 것 등 나름대로의 취약한 상황을 잘 이해하고 있어야 합니다. 항상 자만하지 말고 겸손한 자세로 늘 배우고 조심하는 자세가 필요합니다. 인내는 필수입니다. 희망을 잃지 않길 바랍니다. 희망은 등대와도 같습니다.

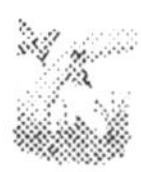
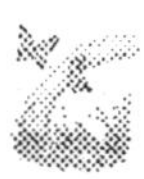

단주생활은 마음의 평온을 유지하는 일입니다. 욕심을 낮추고 현재에 늘 만족하고 감사하는 태도를 갖길 바랍니다. 조그마한 일에도 만족하고 감사하게 생각하십시오. 어느 덧 내 마음이 평온해져 있고 이로 인해 술 생각은 아예 나질 않습니다. 이것이 바로 단주생활입니다. 마음이 평온하면 술 생각이 없습니다. 술 생각이 난 경우는 대개 마음의 평온이 깨진 상태입니다.

한 잔이라도 음주를 하게 된 경우, 지체 없이 치료진과 상의하시길 바랍니다. 연속음주가 이루어진 경우, 더 이상 미루지 않고 자의 입원을 결정하시는 분들이 많습니다. 계속해서 마실 거라는 것을 이미 알고 있고 차라리 빨리 입원하는 것이 득이 많다는 것을 잘 알고 있기 때문입니다. 실패도 성공을 위해서는 필수 사항입니다. 아무쪼록 늘 퇴원이후 관리가 잘 이루어질 수 있도록 치료진과 더욱 밀접하게 관계하시고 AA등 자조모임을 놓치지 않고 함께 갈 수 있도록 부탁드립니다.

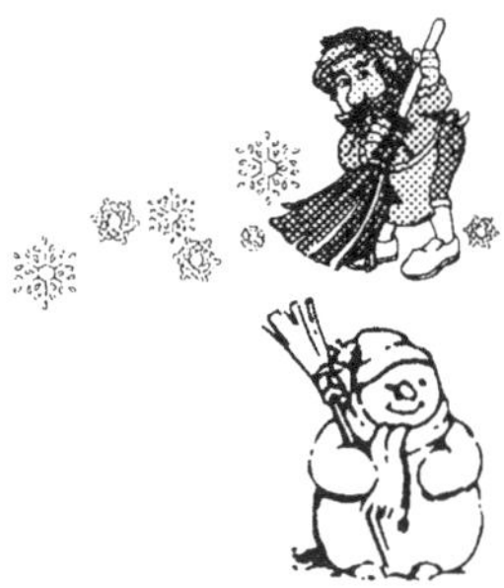

제15장

알코올의존 환자의 가족을 위한 글

알코올의존이라는 병은 환자 자신은 물론 가족들에게도 신체적, 정신적으로 많은 영향을 주는 가족병이다. 그러므로 가족들도 함께 치료를 받아야 하며 어떻게 해 나가야 환자도 살고 가족도 살 수 있을지 숙고에 숙고를 거듭해야 한다. 그래서 경험에서 나온 몇 가지 조언을 하고자 한다.

첫 번째로 도대체 알코올의존이란 무엇인지 **알아야 한다**. 지피지기면 백전백승이라는 말이 있듯이 병을 알아야 고치는 방법이 찾아질 것이다. 시력을 잃은 사람이 제대로 길을 찾지 못하고 여기저기 몸만 다치는 것과 같은 양상을 반복하는 가족들이 많다. 그러면서 알코올의존은 안 된다는 자포자기의

심정에 이르게 된다. 꼭 알코올전문가를 찾아가 상의를 하는 것이 첫 번째 해야 할 일이다. 본원에서는 8회기로 가족교육을 하고 있는데 많은 가족들이 만족해하고 있으며 어떤 분은 더 적극적으로 더 많은 회기를 요청하기도 한다.

두 번째로 알코올 환자를 위해 너무 많은 정신적, 경제적, 신체적 에너지를 쓰다보면 가족들이 많이 지친다. 지치다보면 모든 것을 포기하고 싶고 짜증이 중첩되어 가족들의 건강에도 큰 영향을 받게 된다. **고갈된 에너지를 보충**하려는 노력을 하여야 한다. 현실적으로 환자를 뒤치다꺼리하고 경제활동까지 도맡아서 하다보면 휴식시간을 갖기는 대단히 어려울 것이다. 그렇다면 짬짬이 생활 속에서의 활력을 찾아야 한다. 종교적인 활동, 운동, 취미생활, 요가, 명상, 음악감상 등 많은 시간을 들이지 않고도 고갈된 에너지를 보충하는 방법은 많이 있다. 다만 가족들의 마음에 여유가 없다보니 찾기가 어려울 뿐이다. 처음 시작이 어렵지 이것도 습관화 된다면 많은 정신적 에너지를 보충할 수 있다. 알코올병이 당뇨, 고혈압, 그리고 몇몇 암처럼 만성적인 병이다 보니 마라톤을 한다고 생각하고 자기 페이스를 유지하는 것이 매우 중요하다.

세 번째로 **도움을 요청**하여야 한다. 직계가족의 힘만으로 어려운 경우가 많다. 특히 부인과 자녀가 일차적인 보호자가 되어야 하는데 여러 가지 이유로 빠른 치료를 못하게 된다거나 치료결정 도중에 불안, 우울, 혼란스러움 등으로 어찌할 바를 모르고 시간만 흐르는 경우가 많다. 시댁이나 친정식구들이 일차적인 도움을 줄 수 있는 사람들이다. 혼자서만 속 타하지 말고 있는 사실을 그대로 주변에 알리어 어떤 방법을 구한다면 너무나도 쉽게 알 수 있게 된다. 실제로 알코올의존으로 고생하고 있는 환자가 약 200~300만 명(알코올 남용자까지 합하면 700~800만 명)이고 여기에 속한 가족들의 수를 생각해 본다면 이 알코올의존으로 고생하고 있는 환자와 가족들은 대단히 많은 수가 된다. 다만 숨기려 하다보니 서로 모르는 것뿐이라는 것을 명심하여야 한다. 그리고 회복의 길을 가고 있는 많은 분들이 있으며 방법을 알고 있는 분들도 많다. "구하면 구해질 것이다"라는 말을 명심하기 바란다.

네 번째로 **자기비하나 죄책감**에 빠져 있을 필요가 없다는 점이다. 알코올의존하면 많은 사람들이 부도덕한 질병이라거나 배우자가 잘 못해줘서 생긴 병이라거나 원래부터 성격적으로 안 좋은 사람이기 때문에 걸린 정신병이라거나 하는 많은 잘못된 추측들이 난무하고 있는데, 알코올의존은 정신병이라거나 가족들이 환자에게 잘못해줘서 생기는 병이 아니라 땅콩

알레르기나 복숭아 알레르기처럼 뇌에서 발생하는 과민반응이라고 생각해야 한다. 즉 술이라는 물질에 대한 알레르기 반응으로써 한 잔 술을 먹게 되면 계속해서 마실 수 밖에 없는 질환 이라는 것을 알아야 한다. 다만 이런 질환을 가지고 있는 환자에 대해 적극적인 치료를 하지 않고 방치해 뒀을 때 오는 잘못된 결과로 인한 죄책감은 성질이 다른 것이므로, 자기연민에 빠진 채로 치료시기를 놓치지 않도록 하는 것이 중요하다.

다섯 번째로 **분노와 증오심**을 해결하는 부분이다. 알코올의존자는 평상시에는 그렇게 좋다가도 취하게 되면 난폭한 행동과 말을 하게 된다. 배우자는 물론 자녀들까지 그 위험에 노출되었을 때 가족은 얼마나 두렵고 미워지겠는가? 어떤 사람에 대한 분노나 증오는 그 사람의 언행에 대해 이해가 되지 않을 때 발생한다. 알코올환자의 경우는 술이라는 마취약이 이성과 언행을 통제해 주는 뇌를 마비시켜, 마치 동물처럼 자기가 하고 싶은 대로 하게 해 버린다. 그 사람의 인격이 안 좋기 때문이라고 생각하기보다는 술이라는 물질에 노예가 되어, 본인도 벗어나고 싶지만 죽어가는 것을 스스로가 앎에도 불구하고 나오지 못하고 있는 불쌍한 사람이라고 생각해 보는 것도 괜찮다. 다만 술 문제가 계속됐을 때 인격파괴, 치매, 정신병 등이

온다는 것은 명심하기 바란다. 이 수준이 되면 단순히 이해만 가지고는 치료가 어렵다. 또 다른 방법으로는 환자의 장점과 과거에 가족을 위해 희생했던 부분을 기억해 내어라. 그러면 다소라도 분노와 원한이 사그라짐을 느낄 것이다. 분노와 증오가 해결되어야 이성적인 판단과 적절한 치료가 이루어질 수 있다.

여섯 번째로 **모임에 적극적으로 참여**해야 한다. 대표적인 모임으로는 환자의 경우 AA(알코올의존자들의 모임), 배우자의 경우 알라논, 자녀들의 경우 알라틴이라는 모임이 있다. 알코올질환으로 고생하고 있고, 회복을 위해 열심히 분투하고 있는 사람들과 함께 있다 보면 희망이 생기게 되고, 나혼자가 아닌 더불어 함께하는 기분이 들게 되며, 많은 타인들의 사례를 통해 용기가 생겨날 수 있다. 기타 경조사, 종교모임, 취미모임 등 많은 모임들이 있는데 배우자의 술문제로 처음에는 나가기를 꺼려하는 경우가 많다, 그런데 실제로 나가서 활동하다 보면 우연히 술문제가 있는 가정을 발견하게 되고 서로 도움을 주고받을 수 있는 경우도 있다. 또한 자꾸만 고립되고 외로워지고 혼자뿐이라는 생각에서 벗어나 활기찬 삶을 영위해 나갈 때 지치지 않는 에너지를 보충 받게 될 것이다.

일곱 번째로 **자녀들에 대한 걱정 부분**이다. 실제로 알코올의존 가정에서, 문제되는 자녀들이 생기는 경우가 그렇지 않은 경우보다 많기는 하나 많은 경우에는 도리어 자녀들이 일찍 정신적인 성숙과 더불어 삶에 대해 강한 인내심과 자기만의 훌륭한 계획을 가지고 있는 경우가 있다. 그저 덮어놓고 자녀들을 걱정만 하고 있으면 아무소용이 없으며 때때로 터놓고 배우자의 술문제에 대해 자녀와의 대화하는 시간, 그리고 앞으로의 삶에 대해 각자가 가지고 있는 생각들을 나누는 시간을 가지다 보면 도리어 고난 속에 행복이 분명히 찾아올 것이라는 점을 명심하기 바란다. 알코올의존이지만 이 병마에서 헤어 나온 유명인들을 예로 들어가며 자녀들을 격려한다면 자녀들 또한 자기만의 고립된 생활보다는 무언가 더 발전적인 방향의 에너지를 가지게 될 것이다. 알코올의존이 유전적인 경향이 있다는 것을 알려주어 자녀들이 알코올의존을 미리 예방하는 차원의 교육 또한 필요하다. 이런 정보들은 알코올전문병원을 통해 얻을 수 있으므로 도움을 요청하기 바란다.

여덟 번째로 **"사랑"**이라는 것에 대해 생각해 보는 시간을 가져야 한다. "사랑"과 "사랑의 감정"은 같은 것인가? 하는 질문이 있다. 사랑의 감정은 감정이고 감정은 변화하기 마련이다. 매일 행복한 사람이 있는가? 행복도 감정이기에 오락가락한다. 모든 감정은 왔다가 갔다가 또 왔다가 한다. 이런 것에는 사랑의 감정도 포함된다. 많은 부부들은 "검은 머리가 파뿌리가 될 때까지 사랑하겠다"고 서약한다. 여기서 "사랑하겠다"고 하는 서약은 사랑의 감정을 지키겠다는 약속을 의미하지 않는다. 다만 서로를 향해 사랑의 행위를 하겠다는 의미이다. 사랑의 감정은 오락가락 할 수 있어도 서로 행동으로 사랑하기를 계속 해야 한다. 감정은 어떻게 할 수 없지만 행동은 통제할 수 있다. 알코올문제가 있는 가족에 대해 "아직도 사랑"이 있다면 머리속으로만 생각하지 말고 또 "사랑의 감정"으로만 끝내지 말고 어떻게 내가 행동해야 하는지를 숙고한다면 현명한 "사랑의 행동"이 느껴질 것이다.

제16장

한의학에서 보는 인체와 술

1. 한의학에서의 인체

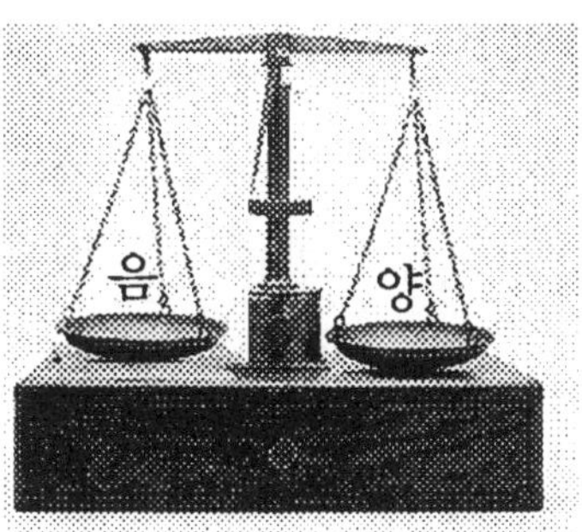

한의학에서는 인체를 음양오행으로 이루어진 유기체로 본다. 건강이란 음양의 균형상태를 말하며 오행을 통해 인체의 각 장부간의 상생과 상극으로 인체를 설명한다.

2. 알코올과 한의학

(1) 한의학의 성경이라 할 수 있는 〈황제내경〉에 술을 장 먹

듯이(以酒爲醬)하면 천수를 살지 못하고 50세가 되면 노쇠하게 된다고 하였다. 또한 술의 성질에 대하여 맛은 쓰고 달고 맵다. 쓰기 때문에 심(心), 달기 때문에 비위(脾胃), 맵기 때문에 폐(肺)에 영향을 미친다 하였다.

〈양생훈〉에서는 술을 적게 마시면 혈액순환을 잘 시키고, 기분이 언짢은 것을 없애고, 양기를 돋워주고 근심을 덜어준다고 하였다.

〈의방유취〉에서는 '술은 오곡의 진액(津液)이고 쌀의 정화인데 사람을 이롭게도 하지만 상하게도 한다. 왜냐하면 술은 몹시 열(熱)하고 몹시 독(毒)하기 때문이다. 추울 때 바닷물은 얼어도 오직 술만은 얼지 않는 것은 열 때문이다. 술을 마시면 정신이 쉽게 흐려지는 것은 술이 독하기 때문이다. 찬바람과 추위를 물리치고 혈액을 잘 돌게 하면 사기(邪氣)를 없애고 약 기운을 이끄는 것은 술보다 좋은 것이 없다. 만약 술을 지나치게 마시면 그 독기가 심을 침범하고 창자가 뚫리면 옆구리를 상하고 정신이 혼미해지게 된다'라고 하였다. 이는 술의 양면성에 대해 이야기한 것으로 술을 적당히 마시면 약이 되지만 지나치게 마시면 독이 된다는 의미이다.

1) 술의 2가지 작용

(1) 약(藥)

술은 百藥之長(백가지 약 중에 으뜸)이라 하여 술을 적당하게 마시면 혈액을 조화롭게 하고 기를 잘 돌게하며 정신을 씩씩하게 하고 근심을 없앤다고 하였다(和血行氣 壯神消愁).

(2) 독(毒)

반면 술은 諸毒之元(모든 독 중에 으뜸)이라 하여 술은 과하게 마시면 위(胃)를 상하고, 혈액을 말리며, 담(痰)이 생기고, 화(火)가 나게 하며, 정신을 잃게 된다고 하였다(傷胃耗血 生痰動火 亡神).

하지만 어찌되었든 지나치게 술을 마셔 조절하지 못하면 사람이 죽는 일이 경각에 달려있다(過飮不節 殺人頃刻) 고 하였다. 또한 영국속담에 '적당한 술은 피를 좋게 만든다(Good wine makes good blood)' 라는 속담도 있지만, '술은 악마의 피다(wine is the blood of devil)' 라는 속담도 있다. 이는 동서고금을 막론하고 술의 양면성을 논한 것이라 생각된다.

2) 술의 병리

술의 성질은 기는 열이지만 질은 습하여 습열위주이지만 이것이 몸에 축적될 경우 습(濕)은 물(水)로 열(熱)은 화(火)로 변화되어 우리 몸에 수와 화의 대립되는 기가 축적되어 서로 상극작용을 하므로 화(火)는 기(氣)를 상하게 하고 수(水)는 담(痰)을 만들어 내게 되는 것이다.

음주로 인해 나타나는 정신증상으로는 간(肝)에 작용하여 용감해지고 심(心)에 작용하여 웃음과 말이 많아지고 비(脾)에 작용하여 생각이 많아지고 오래된 음주가 정신을 혼란시키고 간질발작을 일으킨다 하였다.

3) 증후

가벼운 경우는 구토, 땀흘림, 딸기코, 설사, 가슴통증 등이 발생한다. 병이 깊어지면 당뇨, 황달, 치질, 복수, 실명, 천식, 간질발작 등을 일으킨다고 하였다.

4) 치료

급성기 해주(解酒)를 위해서는 우선 토법(吐法)과 발한법(發汗法)을 사용하여 토하고 땀을 내게 한다. 술이 깬 후에는 이소변(利小便)하여 소변을 통해 습(濕)과 열(熱)을 제거한다. 만성기에 나타나는 각종 주병(酒病)에 대해서는 크게 침과 약을 통해 치료한다.

(1) 침

① 땀을 내고 소변을 잘 나오게 한다. (發汗 利小便)

- 치료혈 : 중완 족삼리 양릉천 등

② 여기에 이침(耳鍼)을 놓아 신경 자극, 호르몬의 평형, 대뇌피질 기능을 정상화하는 효과를 가져온다.

- 치료혈 : 신문 교감 침점 등

(2) 한약

술로 인해 생긴 습열(濕熱), 담(痰)을 없애고 비위(脾胃), 간(肝), 대장(大腸), 혈액의 손상을 회복시키며 금단증상 완화와 음주의 욕구를 감소시키는 효과가 있는 처방(청간해주탕 등)을 위주로 개인별 치료를 한다.

5) 음주금기

- 술을 즐기는 사람의 병에는 계지탕(주-한약 처방명의 일종)을 먹이지 못한다. 그것을 먹이면 구역질을 한다. 술을 즐기는 사람은 단맛이 좋지 못하기 때문이다. 〈중경〉
- 탁주를 마신 다음 국수를 먹지 말아야 한다. 땀구멍이 막히기 때문이다. 〈입문〉
- 얼굴이 흰 사람은 술을 많이 마시지 말아야 한다. 술을 마시면 혈(血)을 소모하기 때문이다. 〈단심〉

- 술은 3잔 이상은 마시지 말아야 한다. 술을 많이 마시면 오장이 상하고 정신을 혼란케 하여 발광할 수 있다. 〈활인심〉
- 술을 지나치게 마시지 말아야 한다. 술이 지나쳤으면 빨리 토하는 것이 좋다.
- 술에 취한 뒤에 억지로 음식을 먹지 말아야 한다. 혹 옹저(癰疽-피부질환의 일종)가 생길 수 있다.
- 술에 취한 뒤 누워서 바람을 쐬면 목이 쉰다.
- 술에 취한 다음 마차를 타고 달리거나 뛰지 말아야 한다.
- 술에 취한 다음 성생활을 하지 말아야 한다. 그렇게 하면 가벼운 경우에는 얼굴에 검버섯이 생기고 기침하며, 심한 경우에는 오장의 맥이 끊어지고 수명이 짧아진다. 〈득효〉
- 술은 비록 사람의 마음을 흥분시키고 혈맥을 통하게 하지만 자연히 풍(風)을 끌어들이며 신(神)을 상하게 하고 창자(腸)을 녹이며, 옆구리(간담부위)를 상하게 하는 것은 술보다 더한 것이 없다. 그러므로 배부르게 먹은 뒤에 더욱 삼가하여야 한다. 술을 마시되 너무 빨리 마시지 말아야 한다. 그것은 폐(肺)를 상할 염려가 있기 때문이다. 〈활인심〉

부 록

전국의 알라넌/알라틴 모임

이 책은 알코올의존으로 고통 받고 있는 환자들과 가족들을 위해 집필되었으며, 알코올의존의 개념 및 진단, 전반적인 치료 및 회복에 대해 다양한 전문가들의 오랜 임상 경험을 정리한 책입니다. 알코올의존으로부터 회복되기 위해서는 단주 친목(AA)와 가족친목(Al-Anon)에 참여하는 것이 매우 중요하므로, 저희 치료 프로그램에서는 자조 모임 참여를 적극 권장하고 있습니다. 알코올의존 환자의 가족들께서는 가족 친목(Al-Anon) 모임 시간표를 참고하시고, 자조 모임에 대한 정보를 홈페이지(www. alanon.co.kr) 및 한국알라넌 연합본부(02-752-1808)에 문의 바랍니다. 알코올의존 환자들께서는 단주 친목(AA)에 대한 정보를 www.aakorea.co.kr에서 참고하시기 바랍니다.

(본 부록에 실린 가족 친목 자료는 가족 친목 연합단체 한국지부의 허락을 받은 것입니다.)

알라넌/ 알라틴 모임

지역	요일	시간	모임 장소
서울지역	월요일	19:30	성북(미아리성가복지병원)
	화요일	14:00	중곡초심자(국립서울병원본관지하)
		15:00	중곡(국립서울병원 본관지하)
		19:00	상봉초심자(중랑한울알콜상담센터)
		19:30	상봉(중앙한울알콜상담센터)
		19:30	잠실(잠실종합사회복지관 2층)
		19:30	구로(구로3동 성당교육관 2교실)
		14:00	광화문초심자(언더우드 교육관)
		15:00	광화문(언더우드 교육관 휴게실)
	수요일	11:00	화곡초십자(화곡본동성당408호)
		11:30	화곡(화곡본동 성당4층 408호)
		19:30	양재(양재성당지하 교리실)
	목요일	11:00	광장(광장종합사회복지관)
		16:00	번동(번동 3단지 복지관 지하)
		19:30	마포(6호선 대흥4번, 서울알콜상담센터)
	금요일	15:00	강서(강서보건소 지하)
	토요일	10:00	녹번초심자(지하철 6호선 구산역)
		11:00	녹번(6호선 구산역 에브그린하우스)
		11:00	길음(구민병원1층 사회복지실)
		11:00	목동(양천구문화관 별관4층)
		16:00	약수(신당사회복지관 5층)
	일요일	13:30	왕십리초심자(왕십리성당 사무실옆)

지역	요일	시간	모임 장소
	일요일	14:30	왕십리은총(왕십리성당 사무실옆)
		15:00	화곡본당(성당408호)
		16:00	왕십리 성인자녀(성당 사무실옆)
		17:00	양재(양재성당지하 교리실)
		19:00	반포(반포성당지하)
		19:00	알라턴(상계성당 교육관2층)
		19:30	상계초연(상계성당교육관 2층)
강원도	월요일	14:00	속초(온누리교회 내)
	목요일	14:30	춘천(수인빌딩3층 알콜상담센터 내)
	월요일	13:30	인천(동인천아우구스티 수도원)
		19:30	부천(부천 성가병원성요셉관 5층)
인천부천	수요일	11:00	인천햇살(적십자병원알콜센터 2층)
		19:30	인천 희망(만수1동 성당)
	목요일	09:30	부천 초심자(성가병원요셉관 5층)
		11:00	부천새가정(성가병원요셉관 5층)
	금요일	13:30	인천(간석동성당)
	토요일	19:30	인천희망(만수1동 성당)
	일요일	11:30	성인자녀(성가병원성요셉관 5층)
		15:00	시흥시 대야동성당(폐백실)
경기도	월요일	11:00	일산(일산사회종합복지관)
	화요일	17:00	의왕시(다사랑중앙병원 2층)
	목요일	11:00	성남(수진동 성당내)
		11:00	김포(김포 성당지하)

지역	요일	시간	모임 장소
	금요일	14:00	평촌(에이스프라자 502-1)
	일요일	15:00	구리(구리 성당내)
충청 지역	수요일	11:00	천안(주공6단지 복지회관2층)
	목요일	19:30	청주(청주알콜상담센터)
	금요일	19:30	공주(공주 시청별관 관사)
대 전 광역시	월요일	19:30	신탄진(대덕구 보건소 내)
	목요일	14:00	대전(서구 정신보건센터)
경상도 남,북	화요일	14:00	영주(시립도서관 지하)
		19:30	울산(구, 경진 여객뒤 가건물 2층)
	목요일	14:00	문경(문경읍도서관 매달 2,4주)
		14:00	점촌(점촌 여성회관 매달 1,3주)
부산	화요일	19:00	서면(태화쇼핑위부레쉬 옥상)
전남	화요일	19:00	광주(광주성요한병원)
전북	일요일	15:00	정읍(알콜의존자 가족상담센터)
대구	수요일	11:00	대구(카톨릭알콜센터)
제주도	월요일	15:30	제주교구(가정사도 직부설상담)
		19:30	제주도(알콜상담센터)

알코올의존 환자와 가족을 위한
회복교실

초판인쇄일	2007년 8월 30일
초판발행일	2007년 9월 10일
저 자	다사랑 중독 연구소
펴 낸 이	오 무 근
펴 낸 곳	도서출판 **하나의학사**
출판등록	1988년 4월 1일 제 2-541호
주 소	서울시 종로구 홍파동 13-4
전 화	02) 730-2555, 2556
팩 스	02) 730-2557

정가 12,000원

저자와 합의로 인지 생략
ISBN 978-89-92141-20-8 93510
※ 잘못된 책은 구입처에서 교환해 드립니다.